刷新すること，自らを刷新していくこと

　経営者が時代とともに歩もうとすれば，まして変化の先駆者たろうとすれば，そこには刷新あるいは革新を続けていくという義務がつきまといます．

　「認知運動療法訓練キット」はこの15年来まったく変わっていません．小さな灰色のパンフレットも10年以上変わっていません．いつも同じカンディンスキー（Wassily Kandinsky）の絵，同じ図表，同じ訓練場面の写真が，傷ついた手・身体・脳が現実世界を一歩一歩探索し認知していくためには，ときとしてモデルや媒体が必要であることを説明してきました．現実世界を触り・操作し・使うためのモデルや媒体が必要であることを読者に語ってきたのです．

　これも新しくする時期がきたのでしょうか？

　訓練器具をひとつひとつ手に取り観察してみました．これらの器具は私にもたくさんのことを教えてくれました．運動のほんのひとつの部分に注意を向けること，現実世界との関係をつくっていくためにある特殊な側面に注意を向けることの必要性を教えてくれました．さもなければ何千もの複雑な側面を認識するすべを学習することはできません．複雑な要素を分離し，単純化し，そしてもう一度組み立てていくことができなければ，ただ圧倒されてしまい，意味のある行為を生みだしていくことはできないでしょう．「道具（訓練器具）」のひとつひとつが，患者さんをある特定の「認知問題」に向き合わせるという課題を負わされています．患者さんが考えるための，そして自分の行為をもう一度プログラムし（最初は心的なもの，やがては運動としての）「認知問題」に解答を与えるための導きとなるべく課題を負わされているのです．訓練器具をもう一度見直してみましたが，本質的に変えるべきところは見つかりません．刷新する正当な理由が見当たらないのです．

　変化の原動力となるのは，訓練器具ではなくリハビリテーション専門家なのです．リハビリテーション専門家の新しい知識・思考こそが変化の原動力となるのです．

　運動の機械的な，あるいは神経生理学的な側面のみにとらわれないこと，運動という現象を人間のシステムのニーズや目的に結びつける"関係性"に着目すること，生きた経験のもつ価値，未来への投げかけ，志向性，意味に着目すること....　このような観点をもつことで，訓練器具はさらに生かされていきます．患者さんと志向性をもった関係を構築していく手段として，訓練器具に新しい生命が与えられていくのです．

　そこで私は大勢に反する道を選ぶことにしました．訓練器具は今のままでよいのです．変更はしません．15年が経過しましたが，これら訓練器具のひとつひとつが私たちをとりまく現実の諸問題の一片を単純化したものであることに変わりはないからです．革新の理由は見当たりません．

　道具を入れるケースだけを新しくすることにしましょう．新しいパンフレットでは，リハビリテーション専門家が探っていくべき知識の基礎部分に重点をおきました．この初歩的な基礎から始めて，決して終わりのない道を常に自分たちを刷新しながら歩み続けることが大切なのです．知識の歩みが進むにつれて，訓練器具はまた違った価値そしてさらに完成された意味をもつことになるでしょう．

M. T. Agati

「差異を生みだす差異」を構築すること

　10年の時を経て，フマガッリ社「認知運動療法キット」のパンフレットが新しくなった．ここで紹介されている一連の「道具（訓練器具）」は，患者の認知過程に計画的に働きかける訓練を行おうとするセラピストが，容易にそしてエレガントに訓練を行えるよう考案されたものである．

　現実世界との関係，そして現実を構成している物体との関係なしに認知神経リハビリテーション（「第1章　認知理論」を参照）を考えることはできない．訓練器具は現実世界のモデルであると言われてきた．もう少し正確に言えば，現実のある一部を選択して切り取り処理することで，リハビリテーションに有効なものとして導き出された「物体」である．

　それぞれの訓練器具は，患者をある「認知問題」に対峙させることができるように考案されている．患者がこの「認知問題」の答えを見つけるためには，一連の心的作業を遂行しなければならない．これらの心的作業が活性化され構造化されれば，自然回復で達成される以上に複雑で高度な運動を組織化する能力が学習できると考えられるからである．それぞれの訓練器具が，空間問題や接触問題（「第3章　訓練の原理」を参照）に基づく一連の特性を創発させ，ある特定の機能（手による物体の把持や操作，歩行など）が段階的に回復されるよう患者を導いていく．

　当然ながら，これらの道具を目的に応じてどのように使用していくかはセラピストが考えなければならない．同じひとつの訓練器具であっても，距離もしくは方向を認識するための空間作業を活性化させるために使うことができる．外部世界や自分の身体に患者の注意を向けさせるために使うこともできるし，ひとつの関節に注意を向けてもらうためにも，あるいは複数の関節間の空間的・時間的関係に注意を向けてもらうために使用することもできる．よって，既製の道具があるといってもセラピストの創造力が問われることに変わりはない．創造力はリハビリテーションという作業では決定的な要素なのだ[*]．

　そして長年の経験から，それぞれの訓練器具が患者に提示できる「認知問題」は1種類ではなく，たくさんの種類，無限と言ってよいほどたくさんあることがわかってきた．それぞれの訓練器具のひとつひとつが，多くの種類の問題を無限に提示できる可能性をもっている．その結果，患者はさまざまな心的作業を処理する必要にせまられるのである．

　注意深いセラピストなら，これらの訓練器具を少し使ってみれば，どれを使おうと「認知問題」の本質は差異を見つけるというニーズで成り立っていることに気づくだろう．訓練で使用する器具はレリーフ状に浮き上がったパネルの文字であったり，運動軌道であったり，スポンジであったりするが，いずれの場合も2つ，3つあるいはそれ以上の数で提示された1組の器具の間に特性上の差異を見つけなければ問題に解答は出せない．それらの差異[**]を知覚できるよう認知過程を組織化することが患者の課題となっていることに気づくはずである．

　ある訓練器具から「どのような」そして「どれだけの」差異を引き出せるか考えてみて欲しい．A2-1シリーズのタブレットで使われるT字の組は，文字のシリーズ（"世界"と言った方がいいかもしれない）のひとつだが，複数のT字間の

差異は「辺の長さ」にある．しかし，同じこのＴ字を使っても，タブレットの傾斜を変えれば，認識してもらう差異は「傾斜」ということになる．

あるいは同じＴの字であっても，各辺が交わる角度が必ずしも90°ではないという別の世界をつくり，それを認識してもらうこともできる．同じＴの字を使っても，この場合は角度の大きさを知覚するための認知過程の活性化が求められることになる．

このように例を挙げていけばきりがない．構築すべき差異・知覚すべき差異を提示していくなかで治療を目的とした複数の／無数の状況がつくりだされるのである．あるひとつの形状に意味を与えることのできる心的操作は複数ある（おそらくこれも無数であろう．少なくともその組み合わせは無数にあるはずだ）がゆえに，状況が異なればリハビリテーションへの影響も異なってくるのだ．

注意深いセラピストであれば，これらの訓練器具を使っていくうちに，他の器具や他の知覚世界をつくりだしていく必要があることに気づくだろう．そのような新しい訓練器具に設定された差異を求め知覚させていくことで，またさまざまな認知過程が活性化されるはずだ．このようにしてセラピストは，治療の対象となる病理（「第２章 病理の解釈」を参照）に対し，さらに適切な回復過程を示していくことができるはずだ．

このパンフレットは単に上手に訓練器具を使ってもらうためにつくられたのではない．これらの器具を速やかに自分の中で消化し，できるだけ早くその使用を拡張してもらうためにつくられている．

このパンフレットがそのように読まれ，器具を使うことでそれがさらに次につながっていくのであれば，それこそがこの訓練器具の有効性の証になるのだと思う．そのような読み方ができるように，この新しいパンフレットには認知運動療法の基礎理論の紹介が含まれている．パンフレットという性格上簡易なものではあるが，これを参考に，読者／セラピスト諸氏には後半部分の訓練器具の説明を単にルーチンに使うだけで終わらないで欲しい．後半部分で紹介されているもの（「第４章 訓練の段階」を参照）は，差異を生みだす無数の可能性の中のほんのいくつかの例に過ぎないのだから．

* リハビリテーションにおける創造性については，Fumagalli社の文化研究部が製作したビデオ『身体を創造する（Inventare il corpo）』訳注1)を参考のこと．

** 情報と差異については，G. Batesonの定義訳注2)を引用．

C. Perfetti

訳注1) Perfetti C (Regia), Fumagalli srl. (Ed)：(videocassetta) Inventare il corpo；L'agire innovativo in riabilitazione. (Perfetti C監修, Fumagalli srl製作, 小池美納・訳：(ビデオ) 身体を創造する．エムピージャパン株式会社〔非売品〕)

訳注2) Bateson G：Mind and nature；A necessary unity. Bantam Books, New York, 1979（佐藤良明・訳：精神と自然；生きた世界の認識論．新思索社, 2001）

第 1 章　認知理論

第1章 認知理論

リハビリテーション理論

リハビリテーション理論とは，機能回復に向けたプロセスに関わる知識をまとめた総体であると考えられる．理論に基づいて研究対象のモデルが構築され，そのモデルは実際に訓練を行うことで検証されていく．

また理論は病理の解釈を導き，「訓練に必要な道具」つまり「リハビリテーションを遂行するうえでのストラテジー」を提供することで，構築したモデルに適した訓練を生みだすものでなければならない（図1.1）．

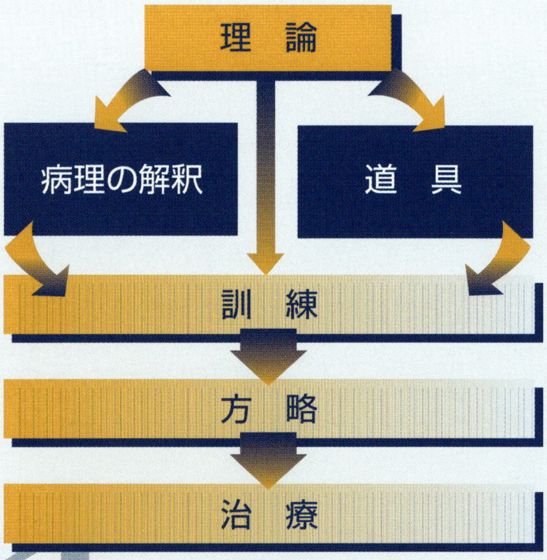

運動機能回復に関わる研究の歴史を振り返ると，リハビリテーション理論として複数のものを見出すことができる．これらのなかで代表的なものは，動機づけ理論，筋力増強理論，神経運動学理論，認知理論であろう（図1.2）．

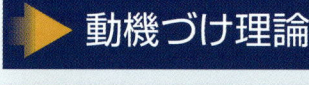
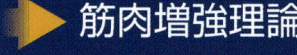
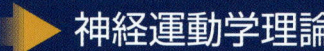
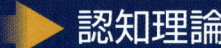

図1.2

認知理論

近年になり，認知過程をその治療対象として捉えたリハビリテーション理論が構築されてきた．認知理論では随意運動の組織化を再獲得するための基本として認知過程を回復の対象要素とし，また認知過程の活性化によって機能回復が促進されると考えている．

1．リハビリテーションにおける認知理論では，機能回復の程度や質は，それが自然回復であれリハビリテーションに

図1.1

第1章　認知理論

より導かれたものであれ，どのような認知過程が活性化されたか，またそれがどのように活性化されたかによると考える．"認知"という言葉を冠することで，患者の観察の仕方，回復を予想する場合の根拠，ひいては治療方略や運動訓練の組み立てにおいて，リハビリテーション専門家は常に認知をつかさどるプロセスを研究する神経科学の知見を考慮していかなければならないという点が強調される．

2．認知とは生物学的な現象として捉えられるべきであり，少なくともリハビリテーションの分野においては生物学的な現象として研究されるべきである．Maturanaは「我々の中枢神経系に変質が生じると，それは我々の認知能力を改変することになる」[訳注3)]と述べている．現在では，新しい知識や学習が中枢神経系を改変するという事実はすでに科学的に証明されている．Recanzoneの研究[訳注4)]がそのよい例であろう．彼は実験動物に手の第2指を使って複数のバイブレーターの周波数を識別するように学習させ，その結果，大脳皮質の第一次感覚野で第2指に対応する領域が増大したことを示している．

3．認知過程とは，ヒトが外部世界との関係を構築し，そのことで得た相互作用についての情報を処理し，そのような経験を集め，それを他の機会に活用し，次の相互作用の特性を改変してコミュニケーションの対象とするという一連の作業を可能にする過程である．

4．認知理論の根底をなす仮説は，認知過程を活性化することで中枢神経系が相互作用を構築する能力を向上させることができるという考え方である．認知過程はヒトが世界との関係を築き，世界を認識するための基本となるからである．正常な状態ではこれが学習であり，病的な状態ではこれが機能回復となる．

4-1．このような視点に立てば，機能回復も学習のひとつの形態と言える．機能回復は病的状況における学習にほかならない．

4-2．運動は世界を認識し世界と相互

訳注3) Maturana HR, Varela FJ：El arbol del conocimiento. Editorial Universitaria, 1984（管 啓次郎・訳：知恵の樹；生きている世界はどのようにして生まれるのか．ちくま学芸文庫, 1997）
訳注4) Recanzone GH, et al：Topographic reorganization of the hand representation in cortical area 3b owl monkeys trained in a frequency discrimination task. J Neurophysiol 67（5）：1031-1056, 1999

作用を築くためのストラテジー（方略）として捉えられる．このストラテジーがどれだけ洗練されたものであるかは，運動を行う主体の中枢神経系のもつ組織化能力に関わってくる．したがって「運動」障害を負った主体は，ひとつの「システム」であり，損傷の結果として世界との相互作用のあり方を組織化するシステムの可能性が制限されていると見なすことができる．

4-3．また，この理論では身体は情報の受容表面であると捉える．身体はその表面を細分化することで，ある特定の状況に必要とされる情報を中枢神経系にもたらすことができる．世界はこのようにして認識されそこに意味が与えられるのである．

5．認知タイプの治療方略を実践するためには，患者に注意を要求するだけでは十分とは言えない．たとえば，筋収縮の結果や関節の可動範囲を分析するよう注意を促すだけでは不十分である．言語で指示したり記憶を想起させることで，過去の訓練や他の状況において遂行された運動を思い出させるだけでは不十分なのである．認知理論を採用するのであれば，機能回復に活用する独特な「道具」の意味を把握しそれを訓練に応用し，患者の病理を理論に照らし合わせて解釈することが必要となる．

「道具」は訓練の基本要素となるものであり，リハビリテーション専門家はこれを使い，的確な認知過程やストラテジーを計画的に呼び出すことで患者の機能回復を図ることになる．認知理論に基づく「訓練の原理」とは，認知問題・知覚仮説・心的作業である（第3章を参照）．

6．認知理論では病的状況は機能の障害として分析される．つまり，反射や共同運動のような運動活動の変質や筋力の障害というよりも，課題に応じて世界と意味ある相互作用を構築する能力に障害が生じていると解釈される．

認知理論は，現在まで片麻痺の痙性についての革新的な解釈（特異的病理としての4つの運動異常要素：伸張反射の異常，異常な放散反応，運動の原始的スキーマ，運動単位の動員異常）に加え，失行症，小脳症候などの病理や，右半球損傷と左半球損傷の病理の違いなどについて独自な解釈を加えてきた．

7．このような認知理論に対しては，しばしば「心理主義 (mentalism)」的す

第1章　認知理論

ぎるという批判がなされてきた．しかし，リハビリテーションにおける認知理論が提言する訓練は，確かに一連の心的過程（すでに知られているものもあれば，まだ仮説に過ぎないものもある）に働きかけるものであるが，常に具体的かつ目標設定が可能なものである．訓練で働きかけようとする心的過程は，それが運動行動に対応するものでなければならない．"心的"過程と現象的に確認できる運動行動との間に相関関係があるからこそ，訓練という形で提言した仮説を客観的に検証できるのであり，その意味で訓練は機能回復の研究のみならず認知過程の研究においても重要な役割を担うことになるのである．

8. 身体をシステムと捉えたアプローチ．

9. 認知リハビリテーションの目的のひとつは，機能回復の対象となる機能モデル，すなわち病的状況における機能変質のモデルを構築することにある．そこでは運動要素がもつ役割が必ずしも主要になるとは限らないし，運動要素だけが関わっているわけではない．リハビリテーション専門家はこのようなモデルの構築に今まで積極的ではなく，機能回復についての研究のレベルを考えると現時点で精巧なモデルが構築できるとは考えられない．モデルは訓練を通じて検証できるという特性をもたねばならない．純粋に神経生理学的な仮説だけで組み立てたモデルがあれば，それはきわめて大きな有効性をもつことは間違いない．回復の対象となる機能の内部における複数の神経学的機構および神経学的以外の機構の役割を的確に反映したものになるはずだからである．しかし現在ではこのようなモデルを構築するためのデータが十分ではないため，リハビリテーション専門家が構築できるモデルはハイブリッドなものとならざるを得ない．つまり，神経生理学的なデータや仮説に，神経心理学や神経言語学の仮説を交えたものになる．

10. いずれにせよ，モデルに挿入されたデータが，それがどの学問領域のものであれ，訓練を介して検証できるものであることが不可欠な要件となる．セラピストにとって，訓練は自分の仮説を検証するための唯一の道具なのである．

ある訓練を行って得られた結果に意味があるのかを判定するのは必ずしも容易ではない．そこで，訓練をワークユニッ

トに，さらに治療方略に組み入れ，その各段階で回復の有効性をチェックしていく必要がある．エラーが発見された場合，また反対に肯定的な結果が得られた場合にも，研究のサイクルを止めてはならない．常に新しい問題・新しい仮説を導き出していく必要がある．リハビリテーション作業をこのように循環的につなげていくことで，リハビリテーションを経験的な実践学から回復の科学へと変容させていくことができるであろう．

11．これまでの何年にもわたる理論形成と実践の結果，「世界に意味を付与する」，つまり認知へとつながるプロセスをさらに深めて研究する必要がでてきた．認知過程を研究するこのプロジェクトにおいては，数量化可能な要素の研究のみに終わることはできない．病理の結果としてどのような要素（距離，方向，空間的な関係，時間的な関係など）が認識できなくなっているのか，それがどのくらい，またどのように生じているかの研究だけで終わるわけにはいかないのである．そのような能力を可能にしている「脳活動」にさらなる注意を向け，それが損傷によりどのように変質しているのかを研究していくことが必要となる．

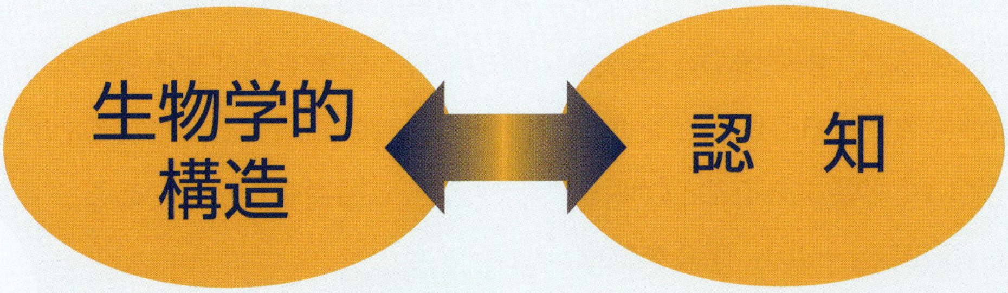

認知神経的な仮説

認知に着目した提言は，中枢神経系の機構（つまり解剖学的−生理学的な基礎）と認知（ここでいう認知とは，世界に意味を与えることにつながる活動という意味である）の間に緊密な関係を認める点をその特徴とし，両者の要素の間に緊密な連結・依存関係があるという仮説のもとに作業を進めてきた．つまり，中枢神経系が改変されると認知するための活動も改変されるし，またその逆もあるという考え方である．

このような前提に立つと，機能回復とは新しい認知ストラテジーの学習（ある

図1.3　生物学的構造 ⇔ 認　知

第1章 認知理論

いは古いストラテジーへの復帰）に基づくものであるということになるが，これは，新しい認知の仕方を学習すると中枢神経系の機構が改変される，言い換えれば「思考器官としての脳は生物学的器官としての脳を改変することができる」という仮説に沿っている（図1.3）．

研究が開始された当初は，認知活動のいわば現象的な結果に注意が向けられた．つまり，認知や学習のプロセスが特異的な運動異常（認知過程の病理により特異的に出現した運動の異常要素）の構造に及ぼす効果に着目し，それを中枢神経レベルにもたらされた改変の指標と解釈したのである．

次の段階になると，損傷後の行為の構造がどのように改変されているかをさらに詳細に見ていく必要があることが明らかになった（プロフィール）．患者を観察する時点から，「どのように動くか」という病理に特異的な運動の異常要素の把握だけではなく，「どうして」患者がそのように動くのかを捉えていくことが重要だとわかってきたのである（図1.4）．

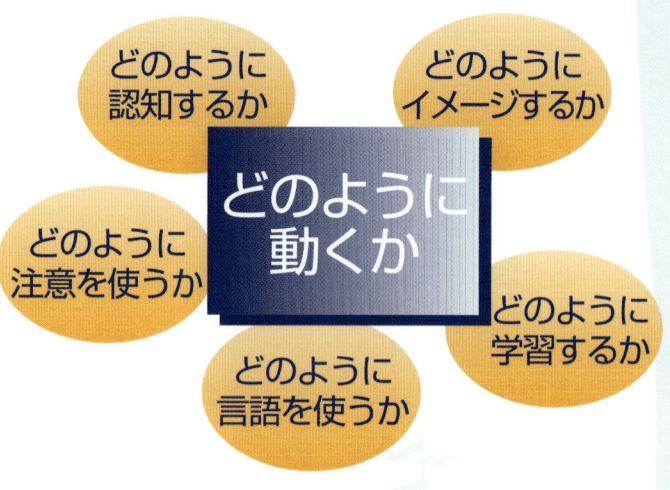

図1.4

そこで，観察の対象となる「目に見える変質」の背後にある「認知過程の変質」を捉えようとする試みがなされた．

さらにこのような研究の結果，個々の認知過程やその変質を研究することの重要さとあわせ，複数の認知過程が最終的な結果，つまり認知の成立に向けてどのように組織化されていくかについての研究も重要であることが見えてきた．これはつまり，思考を構成する心的ストラテジー，行為の表象へとつながる心的ストラテジーに相当するものである．

意識経験

さまざまな病理をもつ複数の患者に対して，上記のようなリハビリテーションの進め方を試してみると，患者が自分の生きた体験を言語化することが訓練の構

造や治療方略，機能回復に非常に重要であることが見えてきた．つまり，病的状況を生きる患者自身の経験，そして認知問題として提示される治療訓練遂行中の経験を記述してもらうことの重要性がわかってきたのである．患者に提示される治療訓練は，中枢神経系を改変させるための「刺激」であるばかりでなく，訓練に参加する患者にとって重要な「生きた経験」となっている．このような訓練では，世界に意味を付与するための基本的ないくつかのモダリティを患者が意識的に経験しなければならない状態が設定される．このモダリティは行為の体性感覚的な要素である場合もあれば，行為の表象（少なくとも一部は運動イメージと重なるものである）である場合もあるが，いずれにせよ，習慣的な運動行動では患者がまったく注意を払っていないものである．

　認知理論に立脚して考えれば，神経機構や認知モダリティそして認知能力を改変することができる訓練が，それを受けている患者の経験に影響を及ぼさないはずはない．また逆に訓練も，患者の現在あるいは過去の経験に影響されずにはいられないはずである．

図 1.5

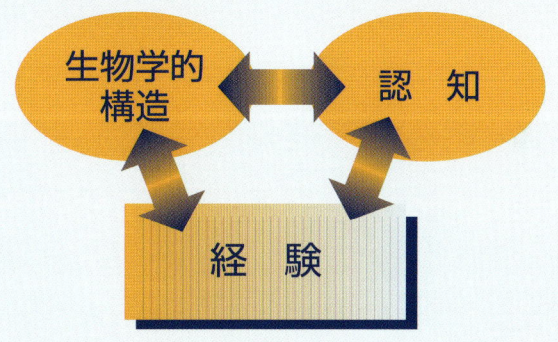

　そこで，中枢神経系の生物学的構造と認知過程の研究にあわせ，患者の意識経験という第3の要素を加えることが不可欠となってきた．この第3の要素は，先の2つの要素を規定するとともにその2つの要素に規定される存在だからである（図1.5）．

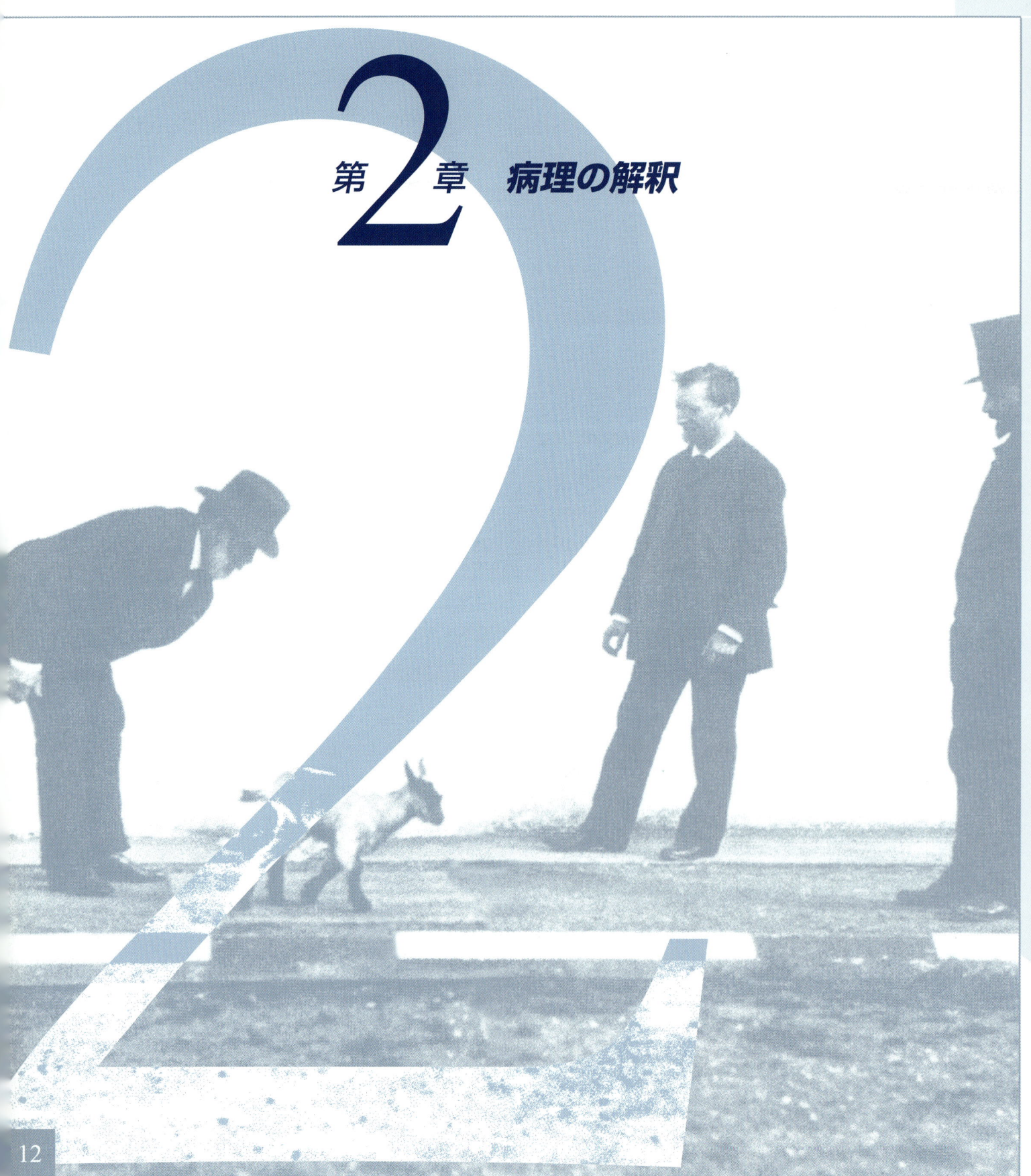

第2章 病理の解釈

第2章　病理の解釈

病理に特異的な運動の異常要素

リハビリテーション理論が理論として有効であるためには，理論の原理と整合性をもった患者の評価を可能とするものでなければならない．機能回復過程の研究ではこれまで複数の理論が出されてきたが，同じ患者・同じ病理に対しても，それぞれの理論によって解釈が異なるし，また訓練の進め方（これもまた理論に立脚したものであるため）も異なる．

片麻痺患者を観察評価する際，従来のリハビリテーションでは「痙性」と呼ばれる現象の存在とその程度ばかりがとりあげられてきた．これは神経学から無批判に借用してきた概念であり，その神経学は，これもまた無批判に神経生理学から借用してきた概念である．

認知理論では，機能回復過程を学習過程と類似したものであると捉えている以上，患者の観察で主要な要素となるのは，損傷によって変質した機能において，再学習の過程を困難にしている運動性の変化である．

そこでまず，高度な運動性の再獲得を難しくしている「運動の特性」とは何かを解明するために「特異的な異常要素」の特定化が試みられた（1978）．この研究の一部は現在も進行中であり，なかでも「認知」タイプの要素にリハビリテーションの価値を認めてさらに的確な「特異的な異常要素」を究明しようとする試みが続いている（プロフィール，第二人称での分析）．とはいえ，従来の「痙性」に変わり「病理に特異的な運動の異常要素」という概念を導入することで，それぞれの患者の特性に応じたよりきめ細かなリハビリテーション治療を行うことが可能になったと言える．病理に特異的な運動の異常要素を基礎として一連の訓練を考案し，患者に異常要素の制御を可能とさせることができるようになったのである．

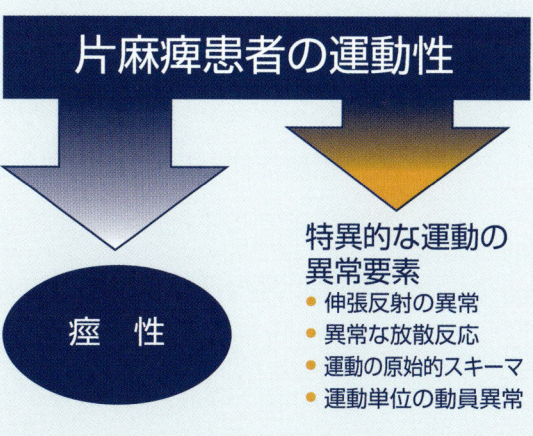

図2.1

第2章　病理の解釈

　片麻痺患者に特異的な運動の異常要素を便宜上図式的に整理して考えてみると，伸張反射の異常，異常な放散反応，原始的スキーマの存在，運動単位の動員異常を考えることができる（図2.1）．

伸張反射の異常

　健常者の場合，座位で肘を屈曲して前腕をテーブルの上に載せ，手関節を中間位に置いた状態で第2指を他動的に伸展させると，伸張する速度にかかわらず問題なく最大可動域に達することができる．同じ作業を症状が中程度の片麻痺患者（正しい治療を受けていない患者）に実施すると以下の問題が観察される：

* 伸張への抵抗が出現する．また，速度を速くするにつれ抵抗の強さが増し，出現のタイミングも早くなる．
* どんなにゆっくり他動的に伸張しても，抵抗をまったく受けずに最大可動域に達することは不可能である．
* 他動的に伸展させた指をセラピストが放すと指は屈曲位に戻る．また第2指の伸展がその他の指や手関節の屈曲を引き起こすことも多い．

　これは伸張に対する反応が異常に強くなっているためであり，伸張の速度と量の両方について反応閾値が低くなっているだけでなく，伸張された筋以外にもその反応が広がることを表している．

　Albertは伸張量をもとにした「α角」を考えた訳注5)．これは，筋がもっとも短縮している位置から始めて伸張反射が起こるまでの角度を指すものである．Albertはこのα角の大きさが伸張反射の閾の指標として使えると考えた．実際，α角の大きさは病理の重篤さによって左右される．また筋によっても異なっており，ある特定の筋ではα角はその筋が制御している他の関節の位置と関係している．

　しかし異常な伸張反射の量を計測する指標としてこのパラメーターのみを使用するのは正しいとは言えない．リハビリテーションにとってさらに重要な意味をもつ他のデータも考慮する必要がある．そのようなデータは脊髄レベルに残存している制御能力の情報ともなるし，予後の診断や訓練の組み立てにも有用だから

訳注5) Albert A : La rieducatione muscolare dell'emiplegico adulto. Il pensiero scientifico. Roma, 1972

である．

　伸張に対する反応の強さは，実はもっと動的な要素に関連していると考えられる．たとえば患者の残存能力に比べて課題がどれだけ複雑であるかとか，どのような注意が要求されるかなど，注意の対象は何かというような要素である．

　このような要素は従来のリハビリテーション関係の論文では見過ごされてきたが，認知リハビリテーションのプロジェクトにとっては重要な意味をもつ．その証拠は次の例を示せば十分であろう：

　上記の片麻痺患者の指を他動的に伸展する際に，運動を自分で行う必要はないので閉眼して指の移動に注意を集中するよう，特にその情報の主な源である中手指節間関節（MP関節）に注意を集中するように要求する．そしてある認知問題，たとえば指が伸展する角度の大きさを識別する課題を提示する．これを数回繰り返すと，異常な伸張反射の閾値は顕著に上がり，「他動的に」遂行する指の運動の速度も上げられるようになる．また，屈曲が起こることなく伸展の可動域はかなり向上するはずである．この例で示されているように，正解を引き出すために必要な「認知」過程の活性化が，伸張反射の程度を課題に適応させるうえで重要な役割を果たしたことになる．

　一回の訓練時間中に，患者が認知過程の活性化を通じて異常な伸張反射をどれだけ制御できるようになるかという点は，患者を評価する際に重要である．また一回の訓練で獲得できた伸張反射の制御をそれ以降も維持できるかどうかも評価の際にもうひとつの重要な点となる．

　このような改変がどのような神経生理学的メカニズムによって生じるかについてはまだ全面的には解明されていないが，リハビリテーションとしてこの点にさらに注目する価値はある．リハビリテーションの実践においては，伸張反射の絶対閾値よりも患者が課題に応じて伸張反射を制御する能力，そしてその制御を自動化していく能力を評価することのほうに意味があることに議論の余地はない．このような評価をもとにして，どのようなリハビリテーション治療を計画すべきか，どのような訓練を提示すべきかについてのかなり重要なデータを推定することができる．また，このような評価を採用することによって，かなり早い時点で予後診断を下すことも可能となる．

第2章　病理の解釈

異常な放散反応

「シナプシス抵抗」を克服する能力の向上という点から放散反応について最初に言及したのはSherringtonである．彼は脊椎動物に後肢の屈曲を引き起こす刺激を与えた場合の反射活動について調べた．その結果，刺激の強度を漸増していくと，対側の後肢の伸展がまず現れ（横方向への放散反応），続いて同側の前肢の伸展，さらに反側の前肢の屈曲が観察された（縦方向への放散反応）．

またLevineとKabat（1953）は，随意的な運動についても同様な反応が観察されることを報告した．ある筋群に起きた随意的な収縮は，その筋群と機能的に結びついた他の筋群の収縮を引き起こし，その結びつきが強ければ収縮も強くなる．片麻痺患者の場合は，反射経路を介した運動の場合も随意運動の場合も，運動刺激に対する反応としてこの現象が強く現れる．そして，課題を遂行されるために要求される力が強ければ強いほど早い段階で強い放散反応が現れ，また要求される能力と患者が実行できる能力との関係にも関係してくる．

健常者の場合と比べると，片麻痺患者に現れる放散反応は次の点で異なっている：

a）量的な差；放散反応の現れる閾値が低く，現象はより強く現れる．

b）質的な差；片麻痺患者の放散反応は常に同じ筋群に生じる．これらの筋群は共同運動のスキーマに含まれる筋群に限られている．

健常者の場合は放散反応には通常明確な機能的意味合いがあり，行為ごとにさまざまなスキーマが活性化されるのに対し，片麻痺患者の場合は活性化されるスキーマが常に同じなのが特徴である．たとえば健常者の場合，手の第2指から第4指に重力に抗して最大努力の伸展を要求すると，力が加わるにつれ第1指も不随意的に伸展する．同じように第4指の屈曲を要求すると，第1指も不随意的に屈曲する．しかし片麻痺患者の場合は，どちらの場合も第1指が屈曲する．このことからも，放散反応に引き起こされる筋収縮のスキーマの形態が，健常者にはない低い処理・統合レベルにあることがわかる．正常な場合とは活性化されるスキーマに質的な差異があるのだから，放散反応は病的現象，少なくとも病的な運動性を引き起こすものとして捉えられる

べきである．ある一定の状況で，たとえば健常者の場合，Ａという筋群の活性化は運動課題に応じてＥという筋群の活性化を引き起こすこともあればＭという筋群の活性化を引き起こすとする．これが片麻痺患者では，運動課題が変わっても活性化される筋群もその順番も同じであり，活性化のタイミングも正常な場合とは異なっている．したがって片麻痺患者に放散反応を引き起こすのは，固有受容性の刺激を使ってそれを改善しようとする場合であっても適当とは思われない．質的・量的に異常な現象を強化してしまう危険があるからである．また，機械的あるいは固有受容的な手技では病的な運動スキーマしか出現しないため，患者に新たなスキーマを獲得させることはできない．それよりも複雑な組織化を中枢神経系に要求するような課題を提示して選択的な活性化を行わせない限り，患者は新たなスキーマを獲得できないであろう．

運動の原始的スキーマ

片麻痺患者の運動を観察すると，身体の細分化・適応性・変容性という点から随意的な運動性が非常に貧弱であることがわかる．四肢を身体から遠ざける運動と身体に近づける運動を介して外部環境との粗大な関係しか構築できていない．

患者の運動レパートリーは原始的スキーマで構成されていることが多い．つまり，粗大な運動スキーマ，空間的・時間的要素があらかじめ固定されたスキーマである．それ以外の運動を遂行する可能性があっても原始的スキーマが優勢となる．患者がひとつの要素からなる単純な運動を遂行しようとするときにも，抑制されている（あるいは遂行不可能な）高度に発達したスキーマを呼び起こそうと努力したときにも，もっとも簡単に出現するのが原始的スキーマである．

多くの研究者が片麻痺患者の運動性を分析し，それに病的な「共同運動」の概念を当てはめている．片麻痺患者に特徴的なステレオタイプ化された運動，それがほぼどの片麻痺患者にも共通しているからである．

Brunnstromは上下肢の屈曲共同運動と伸展共同運動という４種類の共同運動スキーマを挙げ，それぞれのスキーマにもっとも頻繁に見られる要素を特定化した[訳注6]．彼女が記述しているこれらの運動パターンは，「患者に観察されるすべ

第2章　病理の解釈

ての運動をこれだけでは説明することはできないが，統計的な価値をもつ」ものである．

共同運動のスキーマが他のスキーマよりも簡単に働いてしまう条件は，それを規定している生物学的動機を別にしてもいくつか存在するが，自然回復もしくは適切に行われたリハビリテーション治療によってかなりの部分が克服される．片麻痺患者の発症初期における神経学的な徴候を動的に分析すると，それが原始的スキーマの獲得を助長するものであることがわかる．まず，損傷後には機能解離という現象が起き，その抑制はやがて解かれていくが，自然回復に任せると統合度の高いスキーマの抑制が解かれる前にまず原初的なスキーマの抑制が解かれる．患者はこのようなスキーマをすぐに実行し身体全体の移動を簡略に行おうとすることが多い．このようなスキーマが早期に活性化することで中枢神経にもたらされる情報は，運動空間の再構築にとって大きな意味をもつことになる．

これらの運動はもっとも遂行しやすい運動である．共同運動のスキーマでは四肢の遠位部よりも近位部が頻繁かつ強度に活性化され，手や足には有意味な運動性に欠けていることが多い．このような共同運動のダイナミクスにより，患者は周囲の環境から有意味な情報を十分に獲得することができない．たとえば手指が認知に活用されていない．遠隔受容器[訳注7]，特に視覚受容器からの情報は届けられるが，自己の空間に関わる触覚情報はほとんどない．共同運動のスキーマはこのような情報の獲得には不適当である．

運動単位の動員異常

中枢神経系は活性化する運動単位の数とその発射頻度を変更することで，筋の収縮の強度を調整することができる．運動単位の数の変更も発射頻度の変更も下行性投射の性格に規定されている．また運動単位の特性自体も重要で，その筋の運動単位の領域の広さにより収縮強度が変わってくる．

片麻痺患者のほとんどに下行性システムの損傷がみられるが，これが複数の筋

訳注6）Brunnstrom S：Motor testing procedures in hemiplegia；based on sequential recovery stages. Phys Ther 46：357-375, 1966

訳注7）視覚や聴覚のように身体に直接接触することなく得られる外界情報の受容器．

群の協調を変質させるだけでなく患側の筋の運動単位動員に量的および質的な変質を引き起こすことが，数多くの研究により現在では確実とされている．そのために麻痺側の運動が遂行できなくなるのである．

　時間が経過すれば複数の筋群を収縮する能力は再獲得されてくる．しかし満足な回復が得られた場合にも，高度に発達した運動課題を遂行するために必要な「適切な運動単位数の活性化」は難しく，身体の特定の部位で特にその能力が制限されていることが観察される．

　このような現象を数種類の筋に限られたものとし，それを「麻痺性コンポーネント」と定義している研究者もいる．これらは屈曲共同運動にも伸展共同運動にも参加しない筋である．上肢で麻痺性コンポーネントとされるのは総指伸筋，虫様筋，棘下筋，小円筋，大円筋であり，下肢では腓骨筋，足の指伸筋，小殿筋である．

　しかし共同運動で活性化される筋も，その量的あるいは質的な点からみて動員が正常に機能しているとは言いがたい．Albertが麻痺性コンポーネントとした筋は確かにもっとも動員に欠損のある筋ではあるが，共同運動に参加して収縮する筋もやはり病理の影響を受けており，随意運動の場合だけでなくある種の反射活動においても適切な筋収縮が行われていない．

　Bobathは運動単位の質的・量的な動員異常を唱えることが，片麻痺患者の運動性を筋力の観点から分析するという旧来の考え方へ後戻りすることを恐れていたようであるが，必ずしもそのような状況にはならない．理論的には「運動単位の適切な数の動員異常という状況があり，それは代償困難なシステムに神経支配されている特定の筋群にめだって現れる」という主張を認めることができる．臨床神経生理学の研究によってもこのような考え方は検証され，片麻痺患者の運動単位の動員には質的のみならず量的な変質があることが明らかにされている．

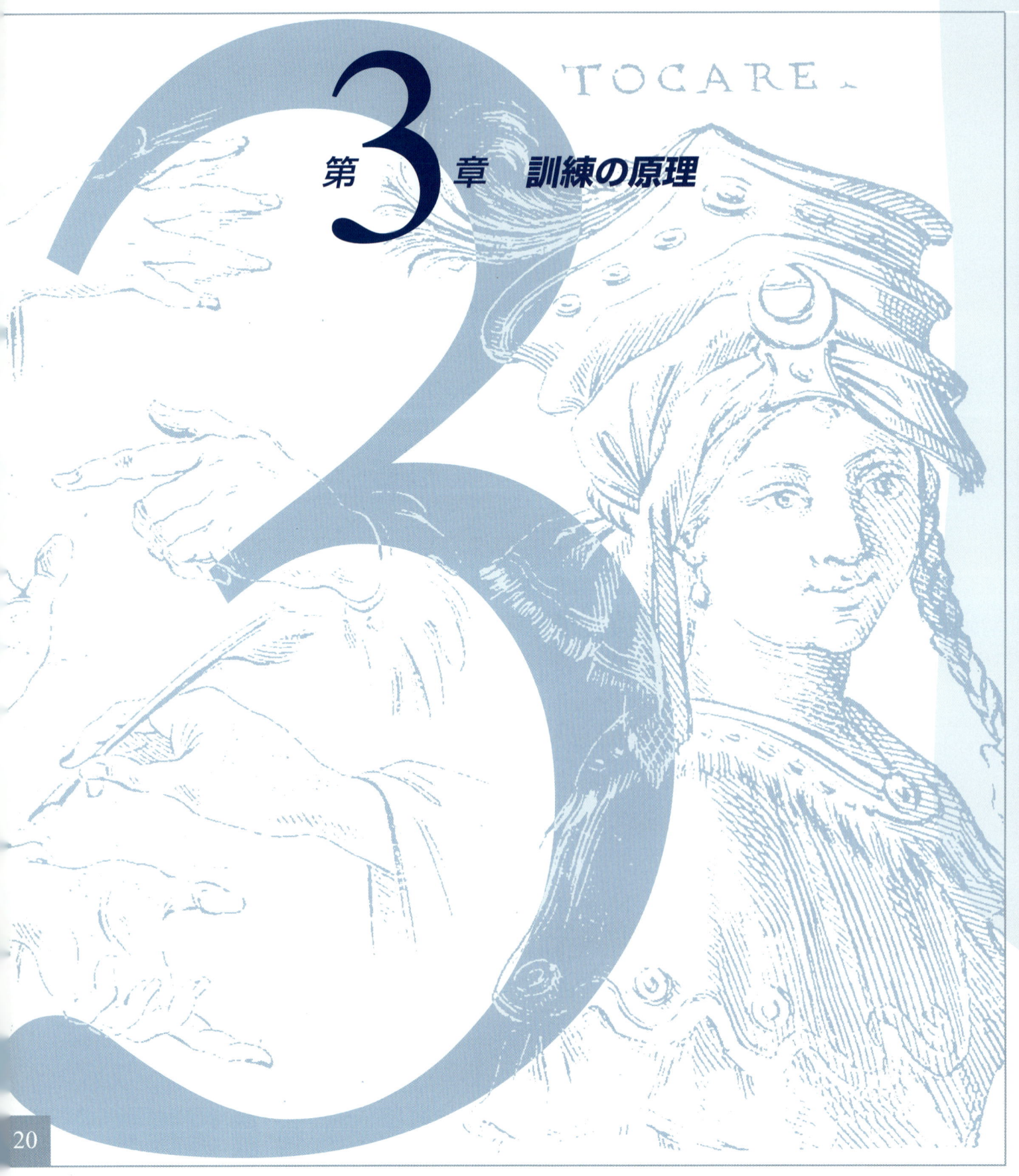

第3章　訓練の原理

第 3 章　訓練の原理

認知問題

リハビリテーションの理論が機能回復に与える認知過程の影響を研究の対象とするのであれば，患者への治療の取り組み方は，このような認知過程の活性化に計画的に働きかけるものでなければならない．物理的な促通法や"手技"が，患者の意識経験とまったく関わりのないところで行われ，患者自身が知覚仮説を構築して必要な認知過程を活性化し問題を解決しようとするのでなければ，何の結果も生まれず患者の運動行動に改善をもたらすことはできない．

訓練を構成するために必要な最初の要素は，患者を「認知問題」に対峙させることにある（図 3.1）．患者は，それらの「問題」をある身体部位の移動あるいは細分化を介して解決しなければならない．この場合，必要であればセラピストが介助を加える．

「問題」という言葉を使うのは，この訓練が「質問」の形をとっており，患者は変質した組織化能力を活用しただけではそれに対する解答が自動的に出てこないことに気づかされるからである．解答を見出す必要から，患者は問題を「処

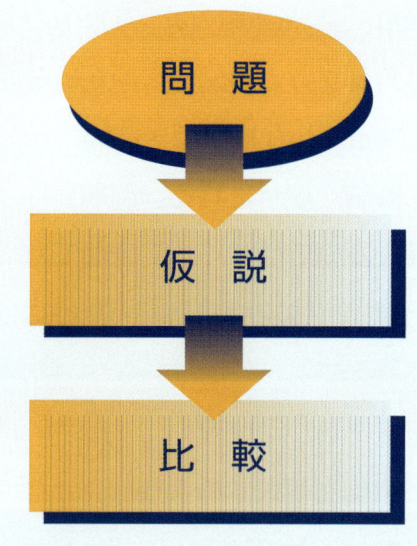

図 3.1

理」せざるを得ない．これにより患者の中枢神経系は，ある特定の認知過程に沿って組織化されるように仕向けられる．たとえば満足な回復を得るために空間認知が不可欠であると考えられる場合，訓練を介して患者に空間作業を実行する試みを要求することになる．

問題の解決には，患者がその時点では有していないが適切に計画された介助があれば可能と考えられる組織化能力に働きかける必要がある．患者は自発的には，このような目的による自己組織化の必要を感じない．患者の中枢神経系は自動的な簡略化された組織化を優先する傾向があるためである．これらは損傷後も完全な形で残った能力を使用するもので

第3章　訓練の原理

あり，自然回復にはつながるが，それでは外部世界との関係を原初的な相互関係によってしか構築できない．

　訓練で提示される「問題」は，単なる運動課題ではなく認知課題でなくてはならない．つまり運動能力だけに働きかける課題であってはならない（たとえば空間的あるいは強度的に洗練された筋収縮の協調を要求するようなことは，たとえそれが注意の制御下に行われるとしても望ましくない）．また「問題」は単に概念的なものであってはならない．たとえば，「スキオはローマからとミラノからとでは，どちらからの方が距離が遠いか？」というような質問であってはならない．この訓練の基礎をなす「認知問題」とは，身体部位の移動を介してのみ解決が得られるように設定されなくてはならない．そしてこのような身体部位の移動は，患者は一人では正確に遂行することができず，セラピストの「協力」が必要となる．

　回復にとって基本的に重要なのは運動範囲の大きさではなく，それに要求される身体の細分化の複雑さである．身体の細分化の複雑さはどのような運動が要求されるか，どのような感覚が要求されるかではなく，「目的をもった相互作用に必要とされる情報を構築する能力」に関わっている．

　したがって，治療訓練で患者に要求されるのは情報の組織化あるいは構築であり，身体移動に関しては患者はセラピストの介助に協力するだけでよい．患者は筋トーヌスの調整という形でセラピストに協力し，知覚仮説の検証に必要な身体部位の移動をセラピストが正確に遂行できるようにするだけでよいのである．

知覚仮説

　訓練の構成において次に重要なのは知覚仮説である．

　認知問題に対峙した患者は，ひとつ以上の仮説を立て，続いてその仮説の可否を検証しなければならない．セラピストの介助で外部世界との相互作用が行われるが，患者はこの相互作用を介して知覚されるものをどう処理するかについての仮説を立てなければならない．たとえば，直径の異なる3つの円のうちのひとつの円周を閉眼して指腹でなぞり，次に開眼してどの円であったかを識別するという課題がある．この場合の認知問題は閉眼で円周の長さを認識することである．この問題に解答するために，患者は

あるひとつの知覚仮説を立てなければならない．3つの円周を識別するために必要な情報を知覚するにはどのような心的作業を活性化させればよいかという知覚仮説を立てる必要がある．つまり，患者は物体との相互作用から引き出される諸情報のなかからどの情報を優先し，どの情報を無視していいのかを予測しなければならない．問題に解答するためには，病的要素を制御してセラピストが的確な関節移動を介助できるようにし，重要だと仮説を立てた情報を患者が正確に知覚することも必要になる．上記の例では，円周面のざらつき具合や，指にかかる抵抗などは無視してよい情報であり，知覚仮説の構築には関係ないものになる．一方，指でなぞる運動軌道の最初と終わりの距離をどうしたら認識できるかに注意を払わなければならない．その距離がわかれば円の直径を推測することができ，提示された認知問題に解答することができるからである．

上記の例においては，正面のボードに置かれた円の傾斜角度は径の識別に必要な価値をもたない．したがって，これに関わる情報，たとえば体幹の傾斜角度や肘の伸展などについての情報は知覚仮説の構築において無視してよい．

しかし訓練が正面に置かれた円の傾斜角度に関わる問題の解決を迫るものであれば，知覚仮説の形態は大きく変わってくる．この場合も，セラピストが介助して行う身体移動は先の例とほとんど変わらない．しかし今度は，患者の中枢神経系は自分の身体のある一点と円周との距離を知覚するために必要な心的作業を計画せねばならず，直径や円周の長さの知覚に関わる情報は無視されることになる．上記の2つの例では，患者に活性化が要求される心的作業がそれぞれ異なっており，ゆえに回復の進行にとっても異なる価値をもつと考えられる．認知運動療法で問題として提示されるのは，世界および世界を構成する対象に意味を与えるということである．正しく意味を与えるためには，どのような種類の「関係」がそこに存在するのかを特定化する必要がある．多くの場合，この「関係」は空間的関係あるいは接触的関係であり，外部世界の複数の平面との関係であったり，それと自己の身体部位との関係であったりする．

したがって，あるひとつの訓練を患者に提示することは，的確かつ正確な知覚

第3章　訓練の原理

　仮説の作成を促すような認知問題を選択することなのである．

　この選択は，患者が問題に解答するために不可欠な要素を知覚するためにどのような認知過程を活性化するかに関わり，その意味で機能回復にとって大きな意味をもつ．円の直径を知覚するために必要な認知過程の組織化が，前額面での傾きを知覚したり表面素材を知覚するために必要な認知過程の組織化と異なるのは明らかである．同様に，患者が一人ですべての運動を遂行しなければならない場合と近位関節のみを制御すればよい場合とで中枢神経系の組織化が異なってくるのも明らかである．

　情報が獲得され仮説と照合されるためには，対象との関係をもとに相互作用がプログラムされなければならない．したがって知覚仮説の構造は，対象との関係構築に必要とされる運動の組織化に対応するものでなければならない．

　認知運動療法の意味は，認知問題の解決に向けた知覚仮説の構築と検証に相関している以上，訓練を的確に構築するためにはこの2つの要素の特性を選択することが基礎となる．問題に応じて仮説を立て，そしてその仮説を検証しようとする試みこそが認知過程を活性化させ，それによってセラピストが計画し期待する改善を実現する可能性が生まれるのである．したがってセラピストが訓練／問題を選択するときには，その訓練を繰り返し提示することで，患者の仮説の構造が損傷により変質したストラテジーの回復を可能とするようなものにしなければならない．認知問題そして知覚仮説に的確な特性を選択できれば，訓練の初期段階でまだ運動が（自動的あるいはセラピストの介助下で）発現する前から，患者は運動の計画に不可欠な一連の心的作業の活性化を要求されることになる．予測が実際の行為の結果と照合されるためには，このような心的作業は厳密にプログラムされ，かつ運動の遂行と緊密に連結して計画されたものでなければならない．

訓練の分類

　訓練を構築するにあたっては，認知問題とその解決に向けた知覚仮説の処理に関わる（中枢神経系の）活動を捉えていく必要があるというのが認知理論の考え方である．そうすると，訓練を分類するにあたり，相互作用あるいは認知過程の数々の特性を考慮しなければならないた

め，ただひとつの要因で分類することは不可能である（図3.2）．

　a）身体部位：第一の要素は，訓練の対象となる身体部位が「遠心情報の総体（integrale efferente）」[訳注8]とどういう関係にあるかという点である．この関係がなければ探索表面は正しく移動できない．正しく移動できなければ探索表面となる身体部位が外部世界との関係を構築し知覚仮説の検証に貢献することはでき

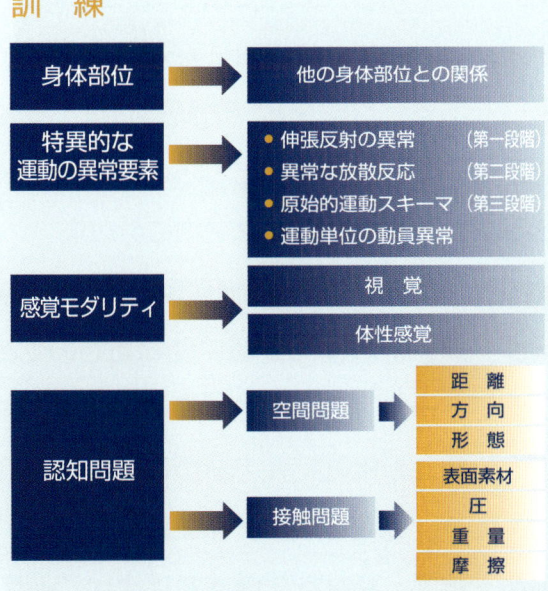

図3.2

ない．認知や相互作用（これがあって認知が可能となる）はシステム全体の課題であり，訓練で使用される身体部位のみに課された課題ではない．よって，セラピストが患者に提示する問題を選択したりその結果を予測したりする際には，訓練の対象となる身体部位だけでなくシステム全体の運動行動がどのようになっているかを，バイオメカニカルな観点からだけではなく，情報および認知という観点から常に考えなければならない．たとえば四肢のひとつを対象として訓練を行う場合にも，それがある特定の認知を遂行するためには他の四肢あるいは体幹がどのような行動をとるかを考える必要がある．一見訓練に関わっていないように見える体幹の運動が，実は患者が学習することの意味を規定していることが多いのを容易に確認できるはずである．

　b）運動の異常要素：もうひとつの重要な特性は，その訓練で必要とされる情報を的確に収集するためには，どの特異的な運動の異常要素を制御する必要があるかという点である．この基準に沿え

訳注8）旧ソビエトの運動生理学者アノーヒン（Anochin PK）が機能系の理論において使った用語．システムがある身体部位の運動をプログラムするとき，その運動に関係している身体部位全体からのアウトプット（output：中枢神経系から末梢に伝わる運動指令＝遠心路）がすべて統合される（関係を構築しながらまとめられる）ことでその運動は実現される．たとえば，上肢の運動が遂行できるのは，上肢以外の身体の他の要素も「指令」（アウトプット）の統合によって組織化されるからである．

第3章 訓練の原理

ば，訓練を第一段階の訓練，第二段階の訓練，第三段階の訓練と分類できる．

　c）感覚モダリティ：次の要素は，患者が知覚仮説を構築しそれを検証するためにどのような情報環境に注意を向けるよう認知問題が設定されているかということである．たとえば体性感覚情報のモダリティなのかあるいは視覚情報のモダリティなのかなど，どの情報モダリティの使用が適切かという点である．体性感覚モダリティの場合は，さらに運動覚情報，触覚情報，あるいは圧覚情報のなかでどこに患者の注意を向けようとしているかである．

　また，問題に解答を出すために感覚情報変換プロセスを活性化する必要があるかどうかも同様の要素として考えられる．たとえば，患者にまず大きさの異なる3つの三角形を示し，次に閉眼してそのひとつの輪郭を指でなぞらせ，どれであったかを認識する訓練がある．患者は形をまず視覚分析した後，これを視覚情報から運動覚情報に変換しなければならない．それができなければ，三角形をなぞる運動を遂行中に患者の中枢神経系に到達する運動覚情報を比較して識別することはできない．しかし，形を見せるということをせずに運動を介して知覚することを求める訓練であれば，このような感覚情報変換過程は必要にならない．

　d）認知問題：訓練を作成するうえで考慮しなければならないもうひとつの要素は，認知問題の解答を得るために患者がどのような認知過程を活性化させなければならないかという点である．おそらくこれが中枢神経系の組織化能力に密接に関わるもっとも重要な要素となろう．世界と「対話」するために身体受容表面を活用し，知覚したものに意味を与えるという能力に密接に関わるものだからである．空間タイプの認知問題と接触タイプの認知問題のどちらの遂行を要求するかによって訓練は2つに分ける．

　空間タイプの認知問題とは，「方向」「距離」「形態」の認識に関わるものである．

　一方，接触タイプの認知問題とは，対象との接触特性の認識に関わるものであり，問題を解決するには接触のタイプ，強度，特性を認識すればよいことになるので，接触タイプの訓練は「表面素材」「重量」「摩擦」「圧」のどれを認識するかによりさらに分類することができる．

　この場合も，分類はあくまで形式的かつ便宜的なものである．通常，対象との

関係を構築しそれを認識するには単一のモダリティに限定されないからである．ここで空間あるいは接触だけにモダリティを限定しているのは，あくまでも暫定的・便宜的なものと考えてほしい．

　知覚仮説の検証には対象の特徴の差異を見つけることが基本となる．そのために患者はあるいくつかの認知過程を活性化させるが，その認知過程こそセラピストが，変質してしまった患者の機能の諸要素（運動に相関する要素もその一部である）を回復するためにもっとも重要だと考えるものであるはずである．ただし，特に治療の初期段階においては，複数の認知モダリティに基づく心的作業の活性化を要請するよりも，それらのなかからひとつだけを選択したほうが患者が訓練に取り組みやすいと考えられる．

　さらに付け加えれば，最近の研究により，少なくともプログラミングの初期段階においては，複数の認知モダリティ（たとえば距離と方向など）を活性化すると，中枢神経系の複数の領域が活性化されることが明らかになっている．

　空間／接触のどちらのタイプの訓練においても，基準を自分自身の身体とするか，あるいは外部世界とするかにより情報の組織化が異なってくる点も重要である．たとえば重量を認識する課題の場合，自分自身の身体重量に関わる課題なのか，対象の重量を認識する課題なのかにより知覚仮説のプログラミングは変わる．また空間のパラメーターに関わる課題の場合も，身体外部の2点の差異を認識する課題と，外部のある1点と自己の身体のある部位との距離や方向を認識する課題とでは，やはり知覚仮説のプログラミングは異なる．

　最後に，訓練の構築においては常に神経生理学の知見やその発展に留意しなければならないという点を強調したい．多くの神経生理学者たちが主張してきたように，精神は「脳」にあり，中枢神経系の内部で展開される神経生理学的プロセスを基礎とするのであれば，認知運動療法における訓練の構築においてこのような知見が重要になるのは明らかである．

　機能回復や精神に関わる問題が必ずしも常に神経生理学研究のなかでとりあげられているわけではないが，神経生理学的な研究が認知運動療法における訓練を構築する基礎となるモデルの作成において非常に大きな役割を果たしていることは間違いない．

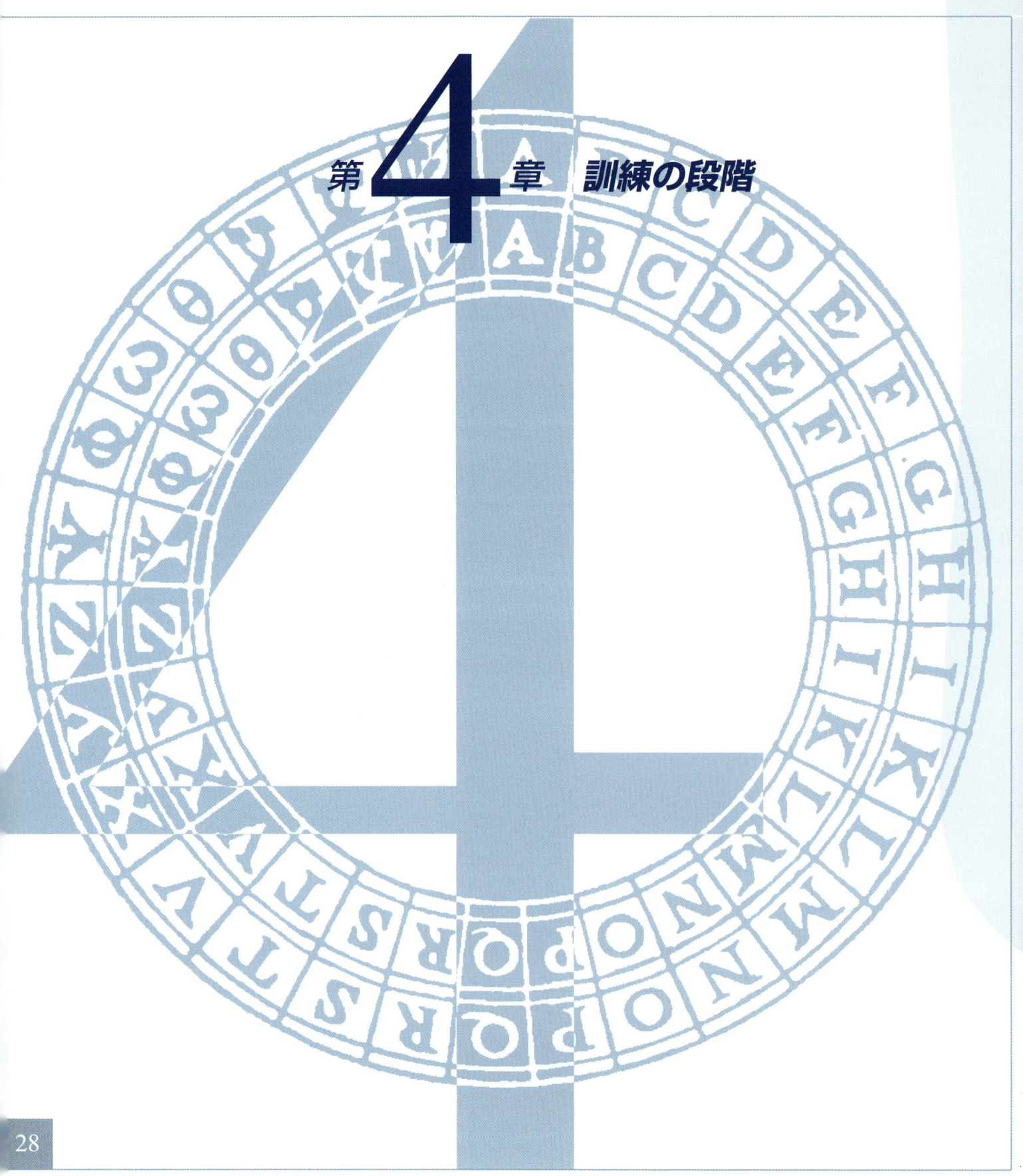

第 4 章　訓練の段階

第4章 訓練の段階

特異的な運動の異常要素の定義をもとに，どの異常要素を制御させようとするのかに応じて訓練をいくつかのグループに分けることができる（図4.1）．

ただし，このような分類は，あくまでも便宜的で不完全なものである．実践にあたっては，訓練の段階が上がっていくにつれ患者が前の段階の訓練課題である運動の異常要素の制御能力を完全に自動化できていると期待することはできない．したがって，第三段階での訓練においても，（少なくとも最初は）まだ制御が自動化されておらず，患者は伸張反射や放散反応の異常に注意を分散させなければならないという状況が起こるであろう．

また，患者の病理に特異的な運動の異常要素は決して均等なものではない．したがって，通常は，複数の身体部位の運動性の回復がそれぞれ異なるレベルにあり，治療の中で各部位に応じて段階の異なる訓練を実施することが必要となる．

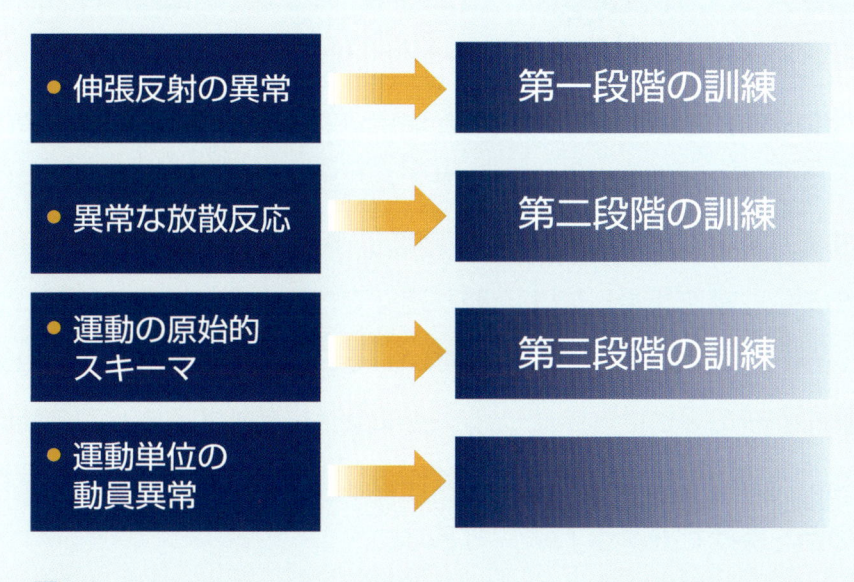

● 伸張反射の異常	→ 第一段階の訓練
● 異常な放散反応	→ 第二段階の訓練
● 運動の原始的スキーマ	→ 第三段階の訓練
● 運動単位の動員異常	→

図4.1

第一段階の訓練

第一段階の訓練は，患者が異常な伸張反射の制御を学習しなければならない場合に活用される．伸張反射の異常は片麻痺患者の病的な運動性の構成要素のひとつであり，その制御能力を随意運動が行えるようになる前にできるだけ完全に回復する必要がある．これが制御できていなければ随意運動を正しく行うことはできないからである．たとえば片麻痺患者の場合，セラピストの介助による第2指の中手指節間関節（MP関節）の屈曲－伸展のような初歩的な運動でさえも，筋の伸張反射の制御ができていないと運動の強度やタイミングや空間性を調整することはできない．異常な

第4章　訓練の段階

伸張反射の制御能力の学習は，運動シークエンスを徐々に複雑にしていくことで段階的に行う必要がある．

　第一段階の訓練では，通常患者に閉眼してもらい，特定の図形の特長やセラピストが遂行する患者の身体部位の移動を認識するよう要求する．ここでは随意的な筋収縮はまったく要求されない．むしろ患者が訓練に関わる身体部位を随意的に収縮させようとする場合は，それをやめるように指示する．患者は知覚仮説の構築とその検証のみに注意を集中しなければならない．しかし，これは運動の異常要素（第一段階の訓練の場合は伸張反射の異常）が制御できていなくては不可能である．訓練の例を挙げてみよう（37ページの写真を参照）．セラピストはいくつかの図形を患者に見せ，「閉眼で図形を認識してもらうので注意して図形を観察するように」と指示する．次に，セラピストは患者に目を閉じてもらい，患者に安心感を与えられるように患者の四肢を支持する．そのうえで患者の指腹で図形の輪郭をなぞらせ，これを患者が「図形が認識できた」というまで続ける．次に患者は目を開け，目の前にある複数の図形のなかから，どの図形を知覚したかセラピストに伝えなければならない．

　このような第一段階の訓練は，伝統的なリハビリテーションの理論や視点からすれば，他動的な訓練と定義されよう．患者には随意運動がまったく要求されず，むしろ抑制されている．要求されているのは筋トーヌスの調整だけである．また運動の連鎖は患者ではなくセラピストが決定している．しかし知覚仮説の検証をするためには，セラピストが遂行する空間的−時間的なスキーマに患者の上肢が追従できるような状況になければならない．そのためには，患者がこの運動シークエンスに参加するすべての筋について伸張反射の異常を制御できなければならない．

　このとき患者が何をしているのかを分析すると，患者はある一定数の心的作業を活性化させなければならない状況におかれていることがわかる．これらの心的作業は，セラピストが患者の問題点に合わせあらかじめ選択し計画したものである（図4.2）．

1. 訓練の対象となる一連の図形を観察するよう求めることで，患者は後に閉眼で認識しなければならない複数の図形の視覚的に分析しなければならない（視

覚［V］分析）．

2．患者は第2の作業として，視覚情報（角，長さ，方向，距離）を体性感覚［S］情報に変換しなければならない．図形の認識はセラピストによる他動的な運動によりもたらされる体性感覚の処理を通じて行われるからである（視覚−体性感覚*の情報変換）．

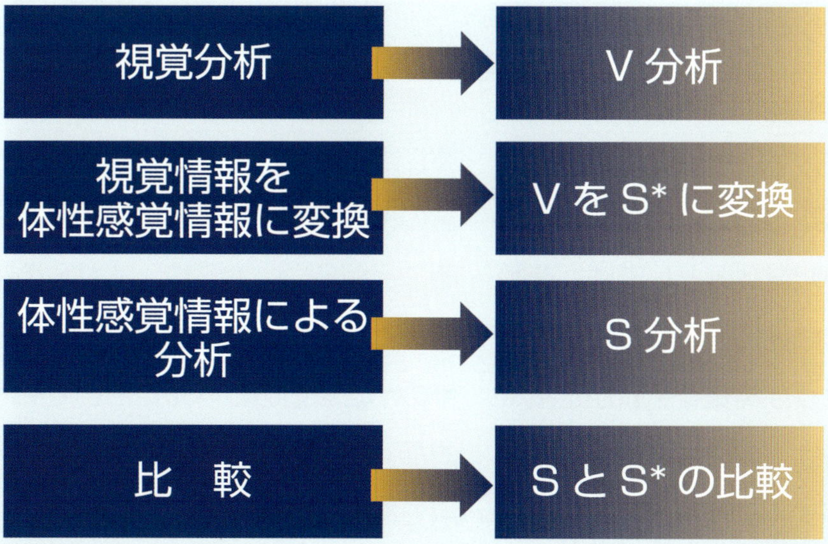

3．セラピストが選択した図形を指腹でなぞっている段階では，患者は自分に入ってくるすべての情報を体性感覚によって分析しなければならない（体性感覚分析）．

4．実際に知覚が行われたら，視覚情報から体性感覚情報への変換で予測していたものと実際の知覚とを比較・照合しなければならない（体性感覚*−体性感覚間の照合）．

このようなプロセスを活性化しているあいだ，患者の運動への参加は筋トーヌスの調整に限られる（前述したように，これはセラピストの介助下でさまざまなプロセスが正確に遂行されるために不可欠な条件となる）．しかし，この訓練が能動的な訓練であることは明白である．ここでは患者自身がすべての可能性のなかからある一定の心的作業を選択しなければならないからである．

第一段階の訓練の特徴としては次のものが挙げられる：

＊随意的な運動が要求されない．
＊閉眼で認識する．

視覚分析	V 分析
視覚情報を体性感覚情報に変換	V を S* に変換
体性感覚情報による分析	S 分析
比　較	S と S* の比較

図 4.2

第4章　訓練の段階

＊体性感覚タイプの知覚仮説を構築する．

あくまでも便宜上な図式的分類ではあるが，訓練は次の2つに分類することができる．

＊グローバルタイプの訓練
＊セグメントタイプの訓練

グローバルタイプの訓練では，複数の関節を使った運動シークエンスをセラピストの介助で遂行し，患者は（異常な）伸張反射の制御に努めなければならない．この場合の知覚課題としては，運動覚情報あるいは触覚情報の認識が考えられるが，そのような情報を患者が正確に評価するためには，異常な伸張反射の出現をすべて制御することが必要となる．

訓練をとおして照合，検証，修正といった確認が行われなければ，患者にとってセラピストが提示したものを学習することは不可能だと考えられる．共同運動を使った手技では，セラピストの意図を超えた偶然で予期しない／できないメカニズムが活性化されない限り，学習は不可能であろう．

第一段階の訓練は，異常な伸張反射の制御を獲得するだけではなく，体性感覚の回復にもつながるものである．訓練中の患者は関節や皮膚といった求心チャンネルからの情報を常に必要とする．このような情報は正しい運動スキーマの獲得・維持の促進に有益であり，求心路のシナプス介在部（ここに機能解離による抑制現象が見られることが多い）の抑制を解く傾向が見られる．

事実，このような訓練を系統だてて着実に実施していくことによって，感覚障害のみならず注意障害にも改善が見られることが多い．さらに，これらの訓練の成果としてもうひとつ挙げられるのは，手の小さな筋のレベルにおいても「随意的な」筋収縮が現れることが多いという点である．

第二段階の訓練

症状が中程度の片麻痺患者であれば，第一段階の訓練を一定期間続けていくことによって，通常は伸張反射の異常を能動的に制御することがかなりできるようになる．多くの場合，四肢の近位部に随意運動が出現し，手指も分離運動ができるようになる．

そこで第二段階の訓練の主要な目的となるのは，異常な放散反応の制御を学習させることである．

第二段階の訓練には，患者が随意的に遂行する運動に対する治療という側面が入ってくる．なぜなら，放散反応を制御するためには能動的な筋収縮の遂行，つまりある一定数の運動単位の動員が必要だからである．学習初期においては，これは健側のみに要求されていたことであるが，この段階では患側にも要求されることになる．

遂行中の運動シークエンスとは関係ない放散反応を抑制する能力の回復とあわせ，随意的に活性化される運動単位動員の質的な制御の回復もこの段階から試みられる（これについては，第三段階の訓練で患者がこれのみに注意を向けられる状態になった時点でさらなる回復をめざす）．患者に要求される随意的筋収縮の強度，つまり同時に活性化できる運動単位の最大数と収縮速度，言い換えると単位時間当たりに活性化される運動単位の数は，患者の放散反応の制御能力に合わせて選択される．患者が遂行する運動により，放散反応の出現閾値に達する運動単位数よりひとつでも多くの単位が活性されてはいけないし，逆にひとつ少なくてもいけない．セラピストによる微妙な介助の調整により，患者に最小限の随意運動を活性化させるところにこの訓練の難しさがある．もし介助が多すぎると患者が活性化させる運動単位の数は不十分なものとなり，患者は制御を学習することができない．反対に介助が不十分であると，患者は異常な収縮を抑制することができない．

実際に訓練を行うにあたってセラピストが使えるストラテジーとして次の2つを挙げることができる．

ひとつめのストラテジーは，第一段階の訓練で使用したストラテジーの続行と言える．第一段階の訓練をしばらく続けていくと，患側の身体部位で筋トーヌスが選択的に減少していくのに気づくであろうが，それだけでなく運動軌道に対する患者の能動的な適応に気づくことがある．そのような場合は患者の四肢の支え方を変え，ある特定の関節の自由度を増すようにすることで，第二段階の訓練に入っていくことができる．

この場合も，第一段階のときと同様に，あえて能動的な筋収縮は要求しない．ただしセラピストは，運動が正しく喚起さ

第4章　訓練の段階

れているか，放散反応が完全に抑制されているかについて最大限の注意を払わなければならない．

　第二段階の訓練のもうひとつの方法は，患者に運動軌道の一部を遂行するように要求するものである．もちろんセラピストの計画的な介助が加わる．

　この場合，患者に特にある特定の身体部位に注意を向けてもらい，放散反応のないことを確認するよう要請することもできる．

第三段階の訓練

　第三段階には，知覚仮説に運動を適応させることを学習していくための訓練が含まれる．前の段階の訓練で運動の異常要素は能動的に制御できるようになっているので，患者の注意は実際に遂行されたスキーマとセラピストが提示したスキーマの違いを捉えることのみに向けられる．しかし実際の臨床場面ではこのような状況が成立するのは非常に難しい．異常な伸張反射や放散反応の制御が完全に自動化されることはないからである．

　そこで実際の場面では，一部はセグメンタルな訓練とし，運動連鎖のなかでも筋が急激に伸張されて異常な伸張反射や放散反応が出てしまう可能性がある部位については介助を行うことも必要になる．

　これらの訓練の目的は，より多くの運動単位が動員できるようにすること，また空間性や時間性が異なるさまざまな条件下でも動員が行えるようにすることであり，それにより運動の細かな調整が可能となり運動の適応性が高められるようにすることである．

　この段階では運動の空間性や強度の量・質に関わる心的作業を提示して，片麻痺患者が複数の関節の同時制御を必要とする運動シークエンスを遂行できるように，また運動単位の動員をできるだけ段階的に行えるようにしていくことが目的となる．すべての運動連鎖には複数の活用可能性があり，それぞれの活用ごとに必要な特性がある．ある運動が必要な特性を満たして実行されなければ，運動は表現課題（compiti espressivi）[訳注9]あるいは認知課題に応じたものにはならないし，たとえ課題が認知的な要素の少ない移動課題（compiti transitivi）[訳注10]で

訳注9）意図や感情を表現することを可能とするような課題．たとえば手を挙げて挨拶するなど．
訳注10）たとえば物体をある場所から他の場所に移すなど．

あっても，運動は粗雑なものに限られてしまうであろう．したがって，この段階における訓練においては，随意運動の空間性・時間性・強度に関わるさまざまな作業を提示して，患者が複数の関節を質的・量的に同時制御するのを段階的に実現していくことが目的となる．

［解説］ A2-1 シリーズ

[解説] A2-1 シリーズ

タブレット

　この訓練器具を用いることで，訓練の初期段階から上肢のすべての身体部位を使った訓練を行うことができる．患者に随意的な筋収縮を要求することなく，異常な伸張反射の制御を学習させるのに適している．

　タブレットの表面には，小型パネルを置くための9つの区画が設定されている．ここに置かれた小型パネルにセラピストが患者の手指を接触させ，患者が閉眼で認知課題を行うという訓練に使用される．

　タブレットを使用することで，セラピストが患者の指腹（母指を除く）をパネルに接触させるという作業が容易になる．タブレットの傾斜角度は簡単に変更することができるため，MP関節までの上肢関節を容易に動かせるし，パネルの使い方に応じ，それぞれの関節から同時に情報を引き出させるのか，あるいは個別に引き出させるのかを設定することができる．

　セラピストによる患側上肢の支え方とタブレットの置き方とを変更することで，肩関節からMP関節までのすべての上肢関節を，極端な筋の伸張を要求することなく認知課題に参加させることが可能となる．

　付属の小型パネルは一組4枚となっており，それぞれにレリーフ状の図形が施されているが，4枚の図形は細部が微妙に異なっている．

　患者はタブレットの前に座って閉眼し，患側の上肢をセラピストの手にあずける．セラピストは患者が安心できるように上肢を保持すると同時に，病的な運動要素の出現がないか確認する．セラピ

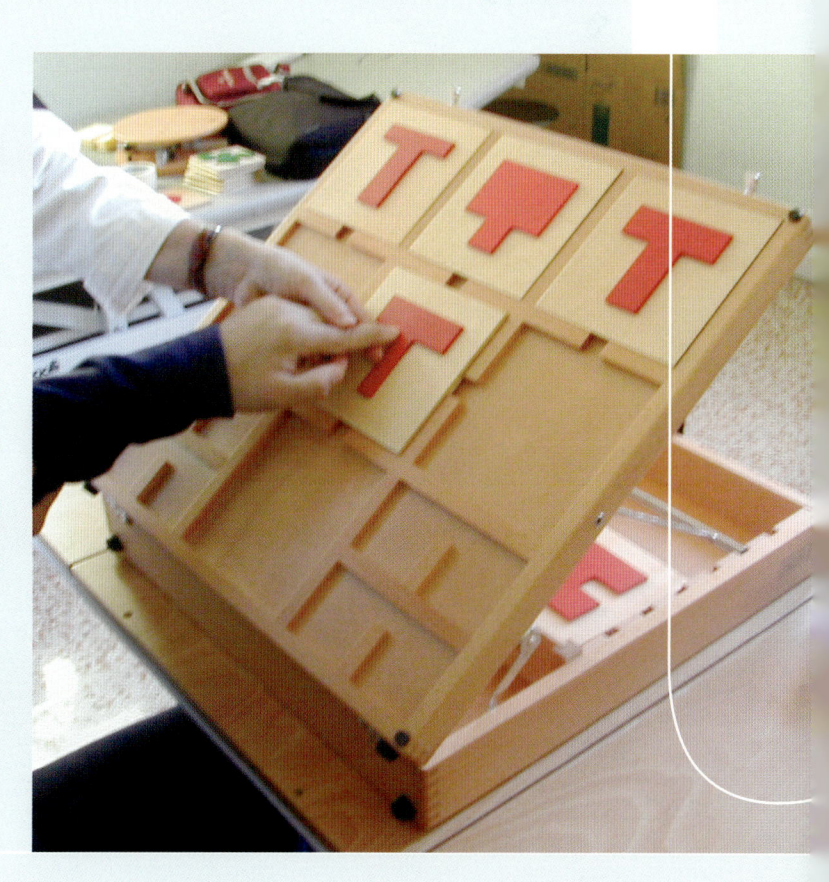

[解説] A2-1 シリーズ

ストは患者のある手指の指腹を，選んだ図形の輪郭に沿って動かしていく．このときの動きは一定の流れるような運動でなければならない．

同じ訓練を手の四指すべてに行うことができる．

小型パネルの図形は，それを認識するためにどの筋が伸張されるかという点と，認識の難易度とを考えて選択する．

セラピストは患側上肢の複数の部位の運動に十分に注意を払わなければならない．最終的な運動軌道が同一でも，参加する各関節の運動が異なることがあるためである．

このような訓練を実施することで，通常は患者の上肢がリラックスしてくるようになるが，そのような成果のみに満足してはならない．それだけなら他の手技でも可能だからである．

識別が難しい場合は，認識対象を4枚から2枚にし，差異のもっとも大きな2枚を選んで識別を容易にすることもできる．

あるいは，患者に「運動イメージ」を想起させることが有効な場合もある．まず患者に図形全体あるいはその一部を健側で知覚してもらい，その体性感覚を記憶するように要求する．次に，知覚した体性感覚をイメージしてもらい，さらにこの体性感覚を患側に「移行」するように求める．可能な場合は患者の言語記述

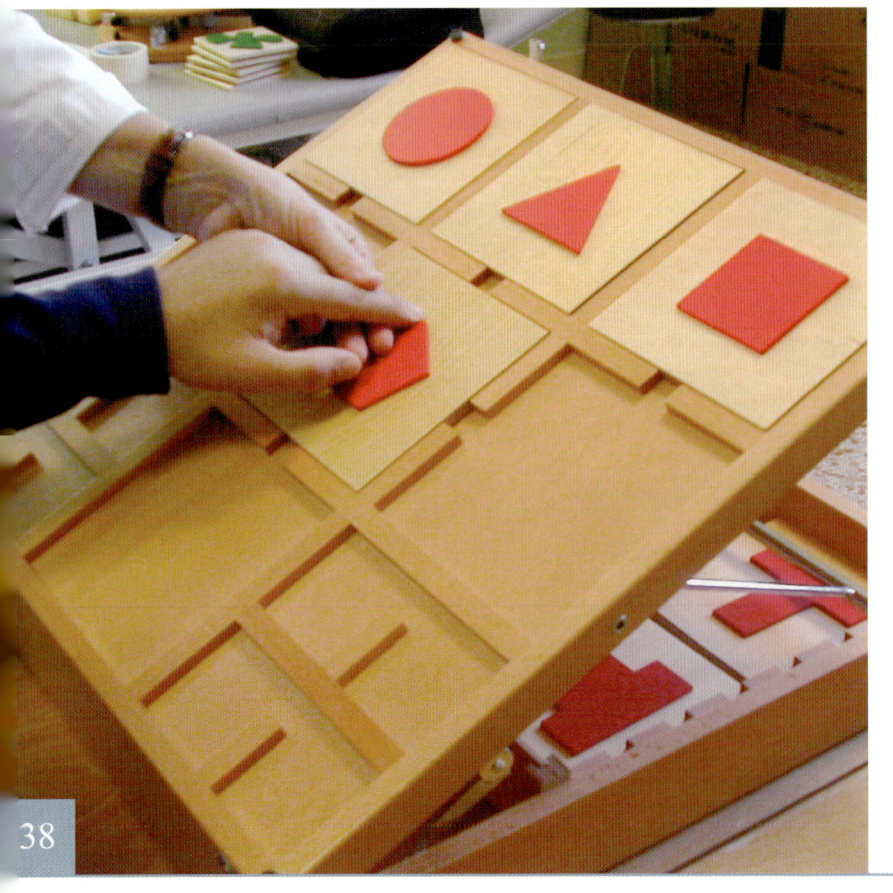

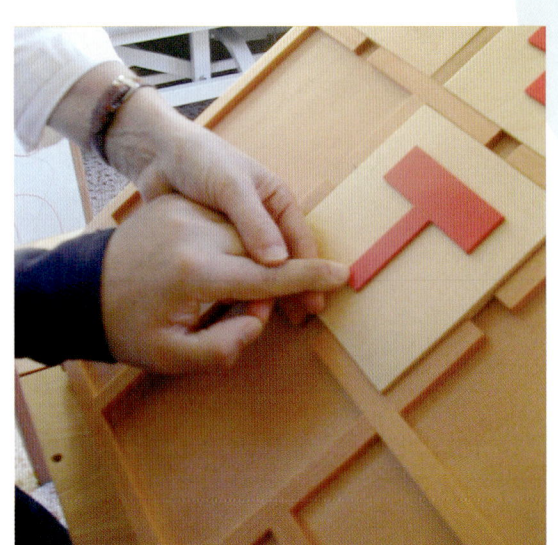

を介してその運動イメージの正確さを検証してから実際に患側で知覚させる．

　伸張反射の異常が顕著な場合，あるいは放散反応が手指や訓練に直接参加していない他の身体部位に認められる場合は，訓練の進め方を変更する必要がある．このような場合は，運動を開始する位置，上肢の支え方，運動を遂行する速度，患者の身体に対する訓練器具の位置，図形の数や図形に付与する意味などに変更を加える必要がある．あるいは筋の伸張を少なく抑えた運動軌道を選んでもよい．

　認識してもらう図形は，患者の運動の異常要素および訓練の結果として何を得たいかに照らし合わせて選択するべきである．タブレットに付属している小型パネルの図形はあくまでも例であり，セラピストが他の図形を自分で作成してもよい．いろいろな図形が訓練の素材として想定できる．たとえば以下のようなものである：

　a）誰でも知っていて言語化しやすい図形（幾何学図形や数字など）．図形をひとつ選んだら，それと細部が異なる図形（異なる細部がひとつの場合も複数の場合もある）を4つから5つ組み合わせて一組とする．

　b）特に意味はもたず認識の難しさのみが問題となる図形．形の不規則さや微妙な細部の違いを特徴とする．

　c）その図形をなぞることで複数の関節が使われる図形，またそれら複数の関節の動きが組み合わされて使われるように考案された図形．訓練を通じて，次の段階の訓練で行われる内容を先取りすることができる．

　d）プラスチックなどで3次元の物体をつくることも可能である．肩関節の回旋や前腕の回内・回外などのように，2次元の運動軌道だとセラピストの介助では無理な運動が可能になる．

　訓練は第一段階の訓練の手続きで，つまり患者に随意運動を要請しない形で行われる．

　一定の期間，第一段階の訓練を続けて，伸張反射の異常が十分に制御できるようになったら，同様の訓練を第二段階の訓練の要領で行う．セラピストは引き続き一方の手で患者の肘を，もう一方の手で患者の手と指を支持するが，指の持ち方を変えることで図形の縁を導いていく患者の指にある程度の自由度を与える

[解説] A2-1シリーズ

ことができる．

　このように上肢の支持の仕方を変えることで，患者が指の伸展を維持するための微小な筋収縮を遂行できるかどうかを確認できる．

　患者の運動への介助が筋トーヌスの調整だけにとどまらず，他の遠位部あるいは近位部に放散反応を起こさずに運動単位の動員ができる兆候が現れ始めたら，上記と同じ方法を手関節や他の身体部位についても応用できる．口頭で指示するだけで放散反応が出現してしまうこともあるので，第二段階の訓練に移って運動単位の動員を促すにはこの方法のほうがショックは少ない．訓練としてだけでなく，患者がさらに複雑な訓練に移行できるかどうかをセラピストが判断する手段としても有効である．

　タブレットの後面は，円軌道（肩の運動性の回復に用いられる）や，一般的な開放性の運動軌道（リーチング機能における体幹・肩・肘・手の関係の訓練，対象物から身体までの距離や方向の訓練に使われる）を載せる傾斜板として使用することができる．

　またこの同じ平面に，接着テープなどのついた大型の素材を貼り付けて，触覚あるいは摩擦などの情報収集や，手と対象との空間的・時間的関係に関する情報を収集する訓練（第一段階および第二段階の訓練）に使用することもできる．ただし，摩擦情報の収集を行わせるときには患者が遂行する運動単位動員の質に十分注意し，放散反応が起こらないようにすることが重要である．

スポンジ

　この訓練器具は硬さがそれぞれ異なる複数のスポンジから構成されている．スポンジは「相互作用的な」訓練器具と言える．認知問題に答えを出すためには，身体に当てられたスポンジの変形によってもたらされる自己の身体上の変化を分析しなければならないからである．つまり，患者の身体上でスポンジが変化するだけでは，あるいは身体が変化してスポンジを変化させるだけでは不十分なのである．

　このような特性ゆえに，スポンジは患者の注意を体性感覚，特に体性感覚に基づいた自分自身の身体表象に向けさせるために有効である．この身体表象は，身体を情報の源とし，また身体部位間の関係を捉えたものだからである．

　またこの訓練器具は運動イメージと組

にもたれ掛けさせるかどうかは患者の状況に応じて決める）閉眼してもらう．セラピストはスポンジをひとつ選んで，肩の前部，上部，後部に軽く押し当て，そのスポンジの硬さを知覚させる．

患者は肩とスポンジの相互作用から生じる体性感覚を分析して，自分に当てられたスポンジの硬さを識別しなければならない．

同様の訓練を上部体幹にも実施し，動的な座位における体幹とスポンジとの正しい関係を学習させることもできる．あるいは立位の訓練で，立位の安定性回復の訓練に使用することもできる（小脳性失調症あるいは失調症全般）．

運動軌道レリーフの小型パネル，表面素材の異なる小型パネル，木製小型スティック

他の小型器具を使用することで，手指の分離運動を目的とした部分的な訓練を行うことができる．前述の器具に類似した2〜3センチの小型の図形を使用し，指腹でその縁をなぞらせる．あるいは波型の運動軌道が刻印された小型パネルのセットや，粗さの異なる表面素材で覆われた小型パネルのセット，1〜5センチ

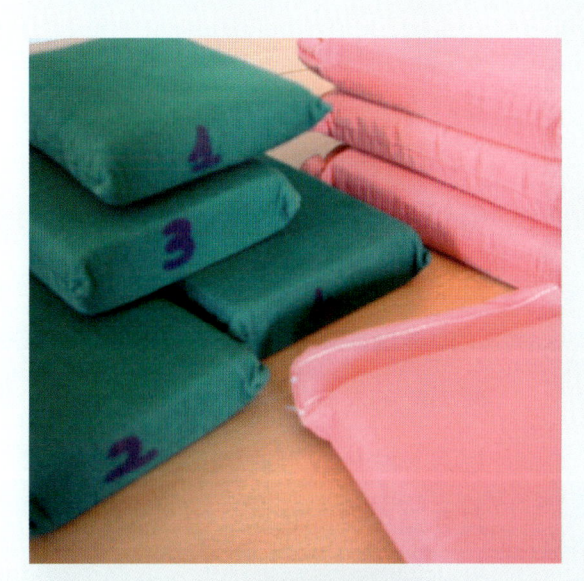

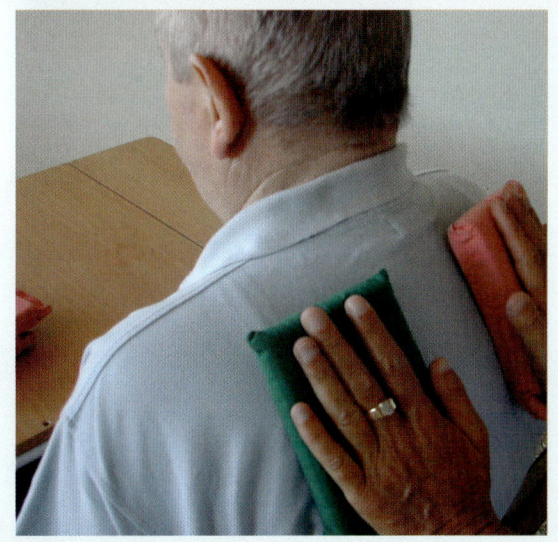

み合わせて使用することも容易である．

この訓練器具は，肩の中枢神経系あるいは末梢神経系の疾患に対する訓練としてもっともよく使用される．

患者には座位で（背部をシートバック

[解説] A2-1 シリーズ

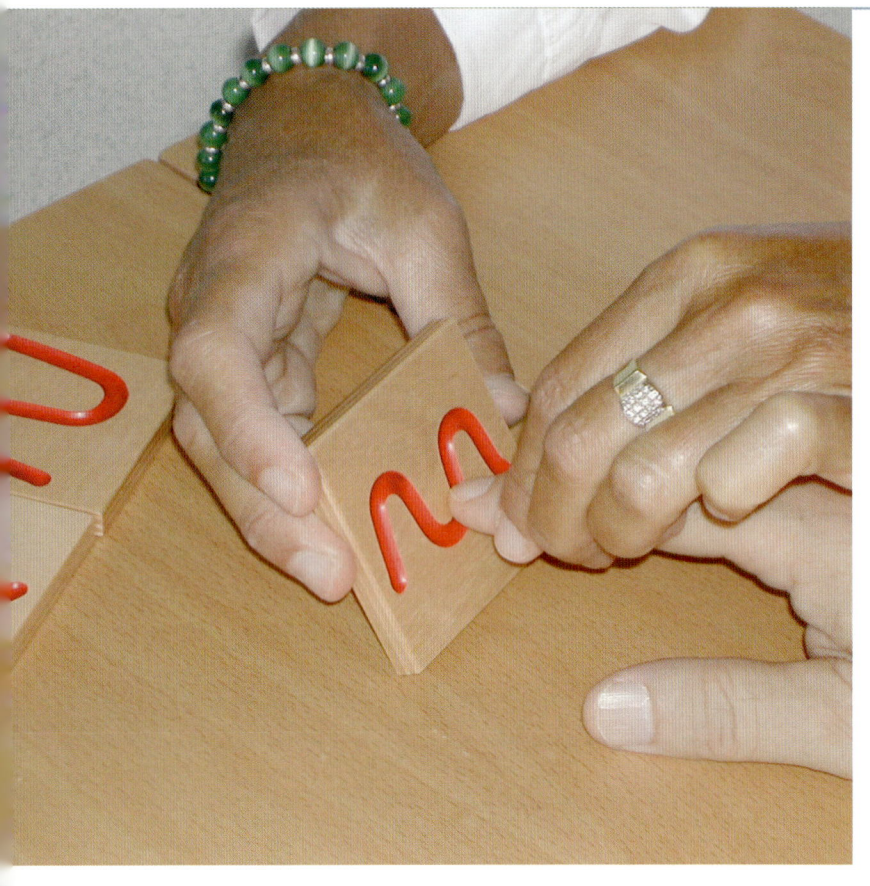

の高さをもつ六面体の木製小型スティックのセットなどもこのような訓練に使用される．

　いずれの場合も，器具と手指との接触角度に注意し，確実に指腹で情報収集が行われるようにすることが重要である．

　患者は座位で，テーブルの上に患側上肢の前腕を回内させた状態で置く．セラピストは一方の手で訓練器具を押え（器具を適当に固定する物がない場合），もう一方の手で患者の指を形状の縁や表面に沿って動かし，そのセットのなかのどれであるかを識別させる．

　この訓練は操作という機能系の末端要素訳注11)にのみ働きかけるものであり，全指に対して（母指のいくつかの特性は対象外であるが）選択的に行うことができる．

　また，伸展した手指を介して認識が行われるのか（MP関節による情報収集），指節間関節（IP関節）も動員されるのか（同時に複数の関節からもたらされる

訳注11）アノーヒン（Anochin PK）による「機能系（funcional system）の末端要素」とは，最終的に出現した「運動」のことである．これは，ルリア（Luria A）が「運動はつながれた鎖の最後の輪である」と表現したものと同意であり，出現した「運動」が上肢ならたとえば「手の操作」となり，下肢ならたとえば「歩行」となる．

情報の分析）に応じて，訓練のもつ意味が変わる．

さらにこれらの訓練器具は，手関節単独あるいは手関節と手指の関節とを同時に対象としたさらに複雑な訓練にも使用することができる．

前述の器具と同様，ここでもまたセラピスト自身が，木片，厚紙，紙粘土，ベニアなどのさまざまな素材を使い，差異を設定した3つか4つを一組とした類似の訓練器具を創意工夫することができる．

アーチ

この訓練器具は，手の母指を直接対象とした訓練器具のプロトタイプである．

母指の機能的特性，そして操作という機能系への母指の参加を考慮した訓練に使用する．

器具は木製の基盤とアーチ（円弧）がくり貫かれた一連のボードからなっており，ボードを基盤の溝にはめ込んで使用する．患者にはアーチの長さを認識するという課題が与えられる．それぞれのアーチには長さを区切って番号が付けてあり，これを認識記号とすることができる．

患者には座位で上肢をテーブルの上に載せてもらう．前腕は基盤の上で回内－回外中間位をとる．まず患者にアーチ軌道がくり貫かれた複数のボードを見せ，その中から1枚を選んでセラピストが患者の母指をアーチに沿って動かす．

患者の注意は手根中手関節レベルの回旋の程度だけはなく，母指の複数の関節が各位置でどうなっているかにも向けられなければならない．

セラピストは母指を動かしながら，伸張反射の異常や放散反応による筋収縮が起きていないかどうかも確認する．

患者の母指には感覚障害が見られることが多く，認識エラーの原因がこのような感覚障害によることもある．その場合は，認識するボードをもっとも差異の大きい2つに限定するなどの対処を行う必要がある．あるいは，同じボードを使っても，中間ポイントでの識別をさせず，アーチ軌道の出発点と最終地点の認識だけに限定するという方法もある．

この訓練は，手根中手関節（CMC関節）での軸回旋と対立運動という母指固有の特性を対象としている．

対立運動については外見上かなり満足のいく回復が得られる患者でも，これが軸回旋を伴っていないことが多いことに留意すべきである．

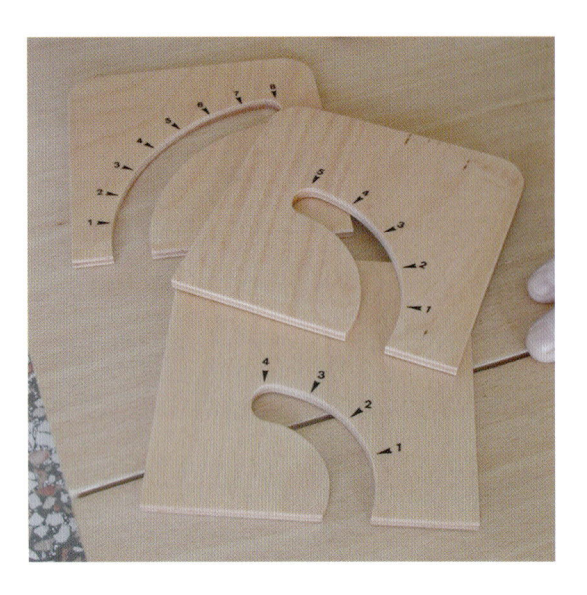

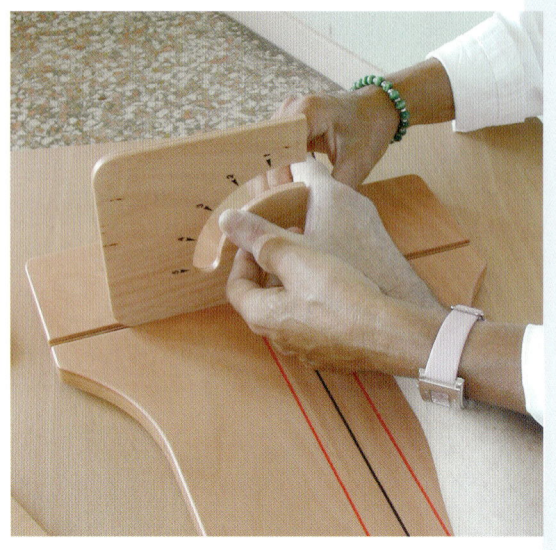

[解説] A2-1 シリーズ

ブリッジ

この訓練器具は，前腕の回内-回外を対象とした訓練に使用される．

木製のブリッジの上には，いくつかの基準点が記されており，触覚タイプ（ブリッジの表面と手を接触させる）と運動覚のみのタイプ（手と訓練器具の接触はおこなわれない）のどちらの訓練にも使用できる．患者の手はテーブルの上に前腕を回内した状態で，ブリッジの円弧の頂点の下にくるように載せる．セラピストは一方の手で患側手の第2指から第4指を伸展させた状態で支え，もう一方の手で母指の指腹を器具に接触させて，回内から回外へと軌道に沿って回すように動かしていく．そして動かしながら各中間ポイントの認識を行うように要請する．訓練がその患者にとって難しすぎる場合は（認知的に難しい場合，あるいは

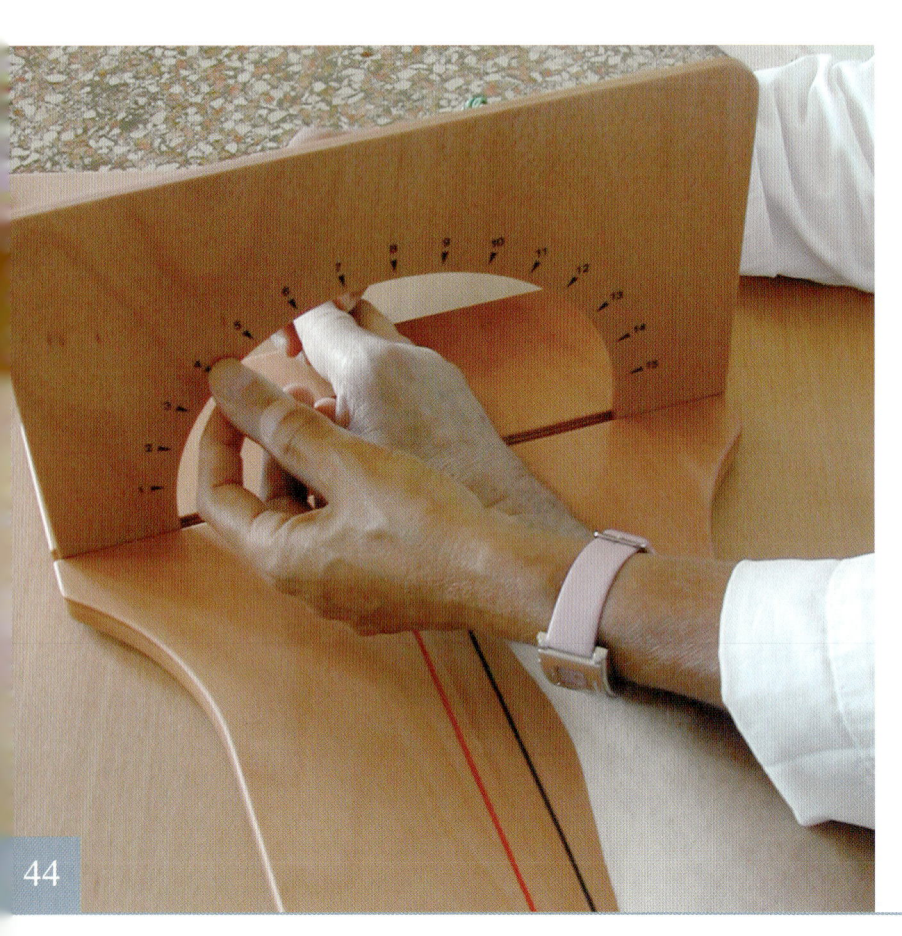

回内筋に伸張反射の異常が出現する場合など)，関節可動域を限定する必要がある．あるいは感覚障害が見られる場合には，認識する中間ポイントの数を減らす必要がある．

この訓練においても，運動イメージを使って患者に自分のエラーを意識させ，認知課題の遂行に適切なストラテジーを組織化する助けとすることができる．

ボーゲン

この器具を使うと，手関節の屈曲－伸展を対象とした第一段階および第二段階の訓練を行うことができる．この木製のアーチ状器具には目盛りが付いており，患者は手関節の屈曲－伸展運動を介して，手がどの高さまで動いたかを認識しなければならない．運動はセラピストの介助で行い，第3指をアーチに沿わせる．

同じ器具で足関節の運動を対象とした訓練を行うこともできる．座位の患者は，足尖がどの高さまで動いたかを認識しなければならない．

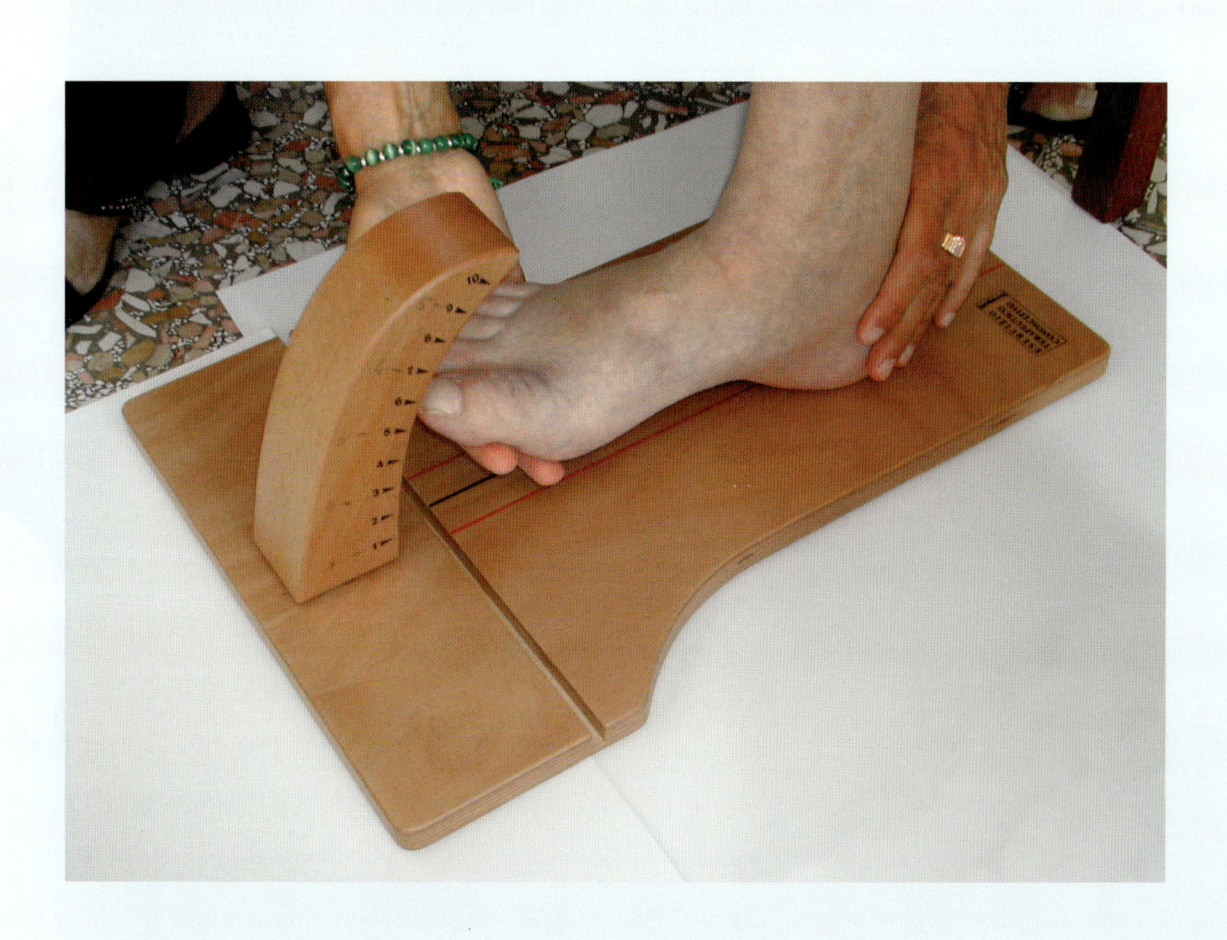

[解説] A2-1 シリーズ

小型の不安定プレート

このセットには，さらにバネの付いた3つのスプリング・プレート（バネの弾力がそれぞれ異なる）と，半球が下にはめ込まれた半球形プレートが付属している．

これらの小型の不安定プレートを介して運動軌道をなぞり，その際にプレートを水平に保つには，この器具を使わないときよりもさらに洗練された運動単位の動員が要求される（A2-3シリーズの項も参照）．プレートの上部を手指や足指で摑んだのでは，この目的を達成することはできない．手掌や足底でプレートの水平性を保つことが要求される．

課題を正しく遂行するためには，まず支点となる部分（バネあるいは球体）に関する空間的な情報が必要である（a）．これが正確に分析できていないと，筋収縮を適切に組織化してプレートの水平性を保つことはできない．また，このように組織化された筋収縮は決して固定されたものではなく，器具が各方向に動かされていくに従い，動的に変更されなければならない．

また，プレートの上にかける圧を調整し，運動軌道の描かれた運動軌道板の表面を滑らかに移動していけるようにする必要がある（b）．第二段階の訓練の手続きで運動軌道の追跡を行う場合，手掌あるいは足底の下に小型の不安定プレートを置いて行うと，肢全体の「力を抜く」ことが要求される．さらに近位部の諸関節に荷重に関する情報を収集することが要求されるが，これはつまり運動単位の量的・質的動員がさらに問われるとい

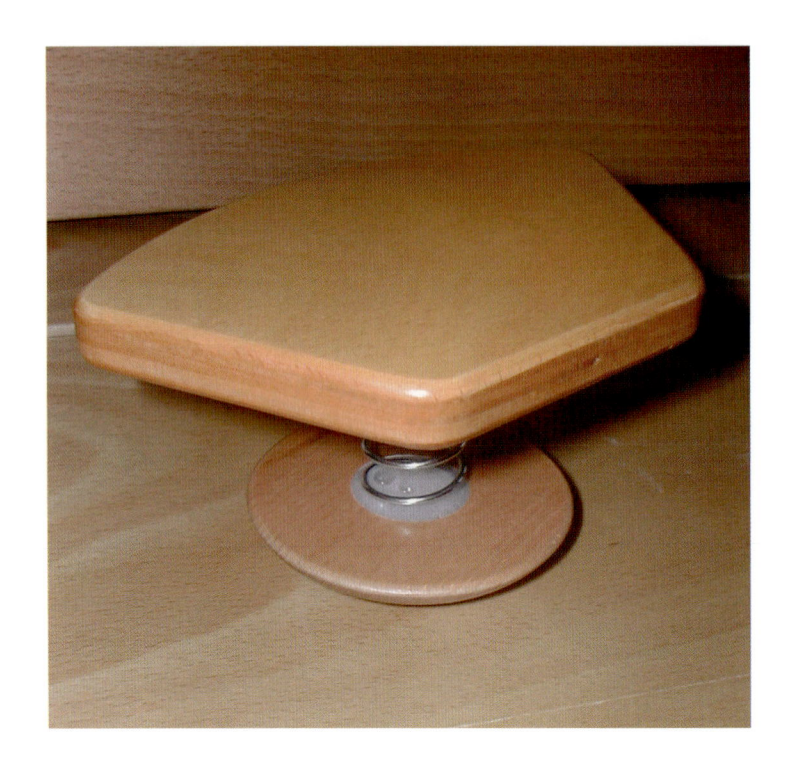

うことである．バネの弾性を変えることでその難易度を変えることもできる．この器具を使うことで，患者に対する運動制御の精緻化および身体の細分化の難易度を段階的に上げていくことができる．

　これらの課題は，あらゆる点からみてかなり難易度が高い．よって，これらのプレートを使った訓練を中枢神経系に障害のある患者に提示する場合には慎重を要する．どちらかと言えば，肩・股・膝関節などの整形外科疾患の患者に対してよい適用になることが多い．

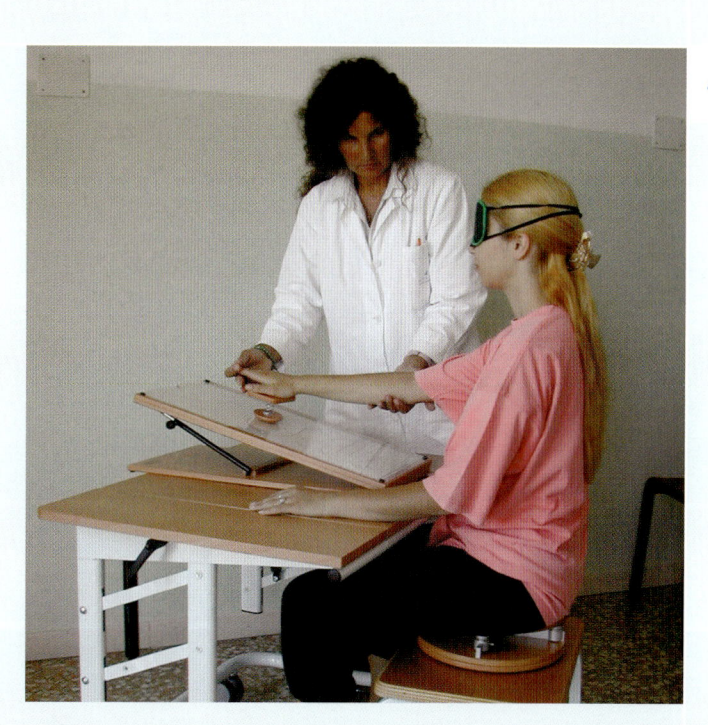

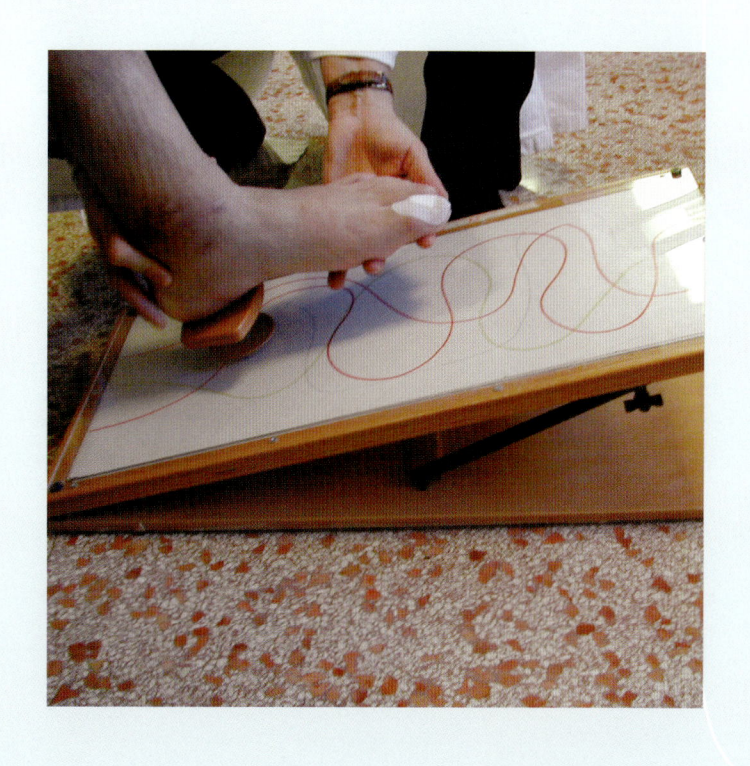

［解説］A2-2 シリーズ

[解説] A2-2 シリーズ

単軸プラットフォーム

　このシリーズには3種類の単軸プラットフォーム（単軸不安定板）が付属している．これらのプラットフォームは上肢および下肢の訓練に座位または立位で使用する．ただしこれらの器具を使った訓練を有効に行うためには，他の訓練で異常な伸張反射や放散反応の減少が確認され，訓練の対象となる筋群間の制御を難易度の低い課題においてあらかじめ学習しておく必要がある．

　下肢を対象とした訓練の例では，患者に背もたれのない椅子に座ってもらい，下肢の各関節を90°に屈曲し肢位を楽に維持できる状態にする．そして足をプラットフォームの上に載せてもらう．

患者に与えられる最初の課題（これは横軸のプラットフォームでも，縦軸のプラットフォームでもどちらでも行う）は，プラットフォームの水平位置を認識することである．そのためには，中心軸がどこにあるかを判断し，その周囲で必要な筋トーヌスの調整や関節運動を行わなければならない．

　次の段階では，簡単な体重移動のような若干複雑な課題を遂行しながら，その間もプラットフォームを水平に保つように要求する訓練を行うことができる．

　どのプラットフォームを使用するかは，患者の症状や学習状況に応じて選択する．横軸プラットフォームの位置を前後に調整することで，屈筋と伸筋のどちらに多くの負荷をかけるかを調節できる．また軸の高さを変えれば，それぞれ

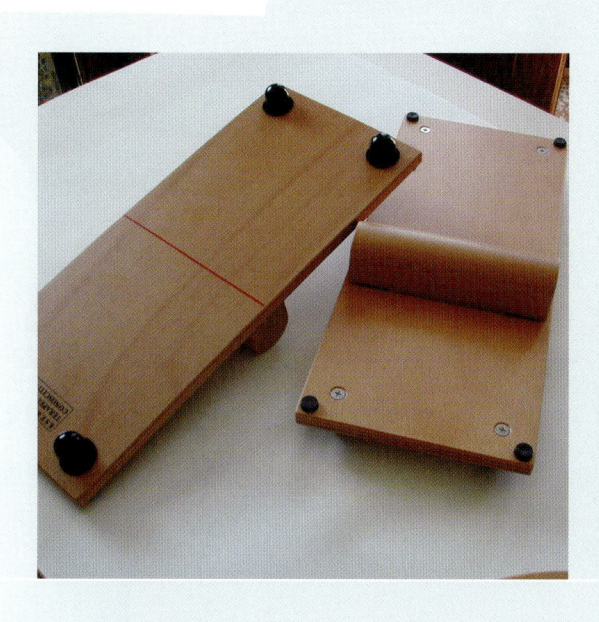

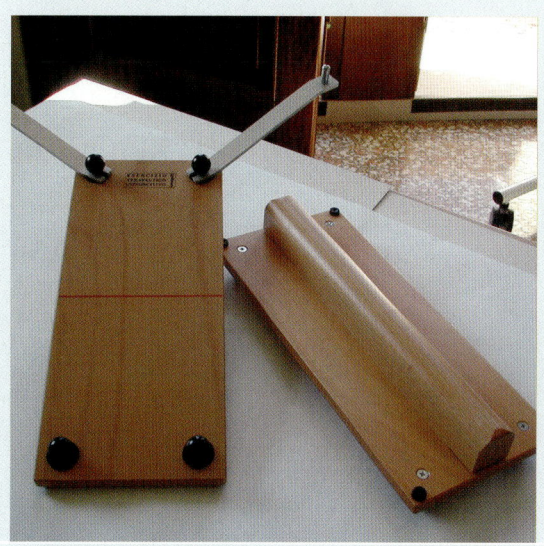

[解説] A2-2 シリーズ

の方向の関節可動域に変化をつけることができる．

患者がかなり確実に水平性を制御できるようになったら，プラットフォームの上に錘（おもり）を置きそれを認識する訓練に移ることができる．そのためには付属の錘を使用すればよい．患者はプラットフォームを水平に保持しながら，どこに錘が置かれたかを認識する訓練をまず行う．次に錘の重さ，さらには同時に置かれた2つの錘の重量の差異を認識する訓練へと進んでよい．

さらに，次の段階では，プラットフォームの下に置かれたピンやブロックの高さを認識したり，軸の両側に置かれたスポンジの硬さの差を認識する訓練を行うこともできる．

同じような手続きで，上肢でもこの器具を使用することができる．患者にテーブルの前に座ってもらい，肘を約90°屈曲させた状態で手をプラットフォームの上に載せる．最初は手の軸（第3指）がプラットフォームの軸と対応するようにし，肘の下には適当な支えを入れてプラットフォームと同じ高さになるようにする．

下肢の訓練と同様に，患者に最初に要求するのは訓練器具の水平保持である．この場合，手の軸からプラットフォームの中心軸を段階的に遠ざけることで，課題の難易度を上げていくことができる．

患者がプラットフォームを水平に保つ能力を獲得できたら，下肢の場合と同じように，重量や下に置かれた物体の硬さの認知問題に進むことができる．

また患者がプラットフォームに手のみを載せる訓練から開始し，次の段階にはプラットフォームに手と前腕を載せる訓練に進めることもできる．手だけを載せ

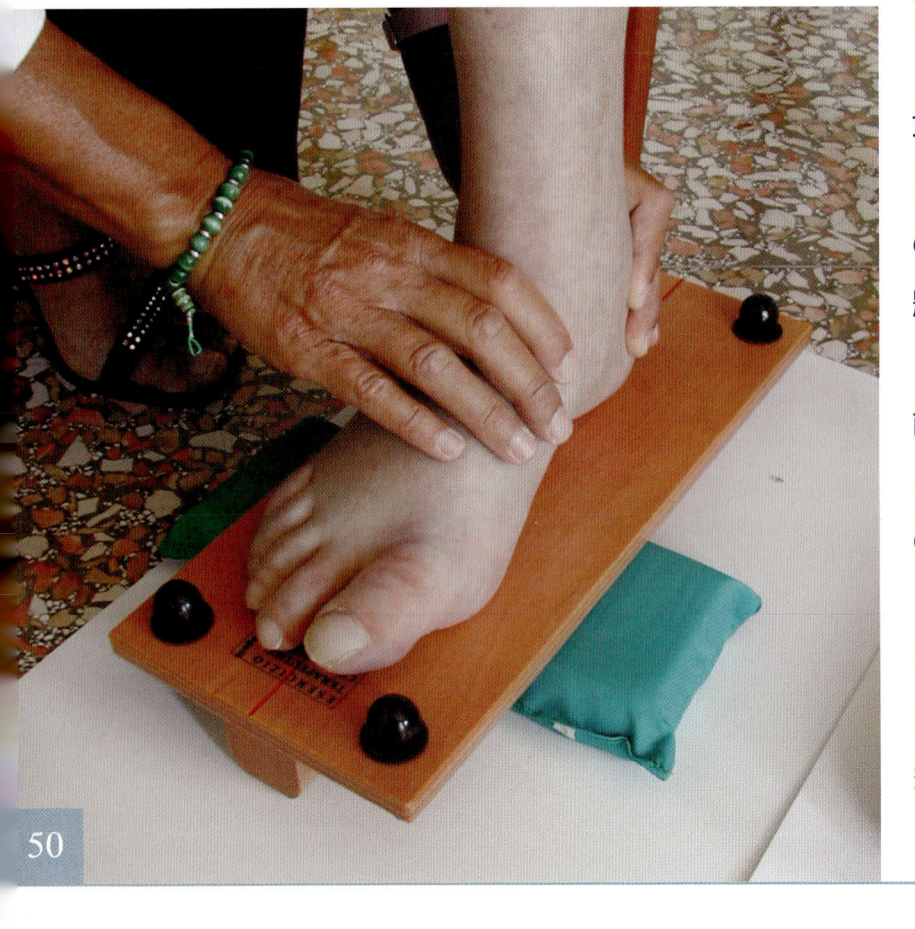

る場合は，前腕がプラットフォームと同じ高さになるように支えを使ってもよい．患者が手の揺れを動的に制御できるようになったら，続く段階では前腕の下にもう1枚のプラットフォームを挿入し，手関節の細分化が要求される課題を提示することもできる．

多軸プラットフォーム

中央に軸のついた円形の多軸プラットフォーム（多軸不安定板）を使って行う訓練は，基本的に前述の訓練と同じであるが，中心軸が多軸でプラットフォームがあらゆる方向に揺れるという点がこの器具の特徴である．

この多軸プラットフォームも下肢の訓練にも上肢の訓練にも使用することができる．下肢の訓練の場合，理論的には立位で使用することも可能であるが，中枢神経系疾患の患者には使用を座位で行う訓練に限定する方が望ましい．

患者は，股・膝・足関節がそれぞれ90°になる座位をとり，多軸プラットフォームに足を載せる．訓練の状況は足とプラットフォームの軸点との位置関係によって変化させることができる．この場合も，もっとも重要なのは足に対する軸点の位置を患者が認識することである．軸点を中心として筋トーヌスの調整や随意運動（セラピストが要求している遠位・近位の関節の随意的な移動）が組織化されなければならないからである．

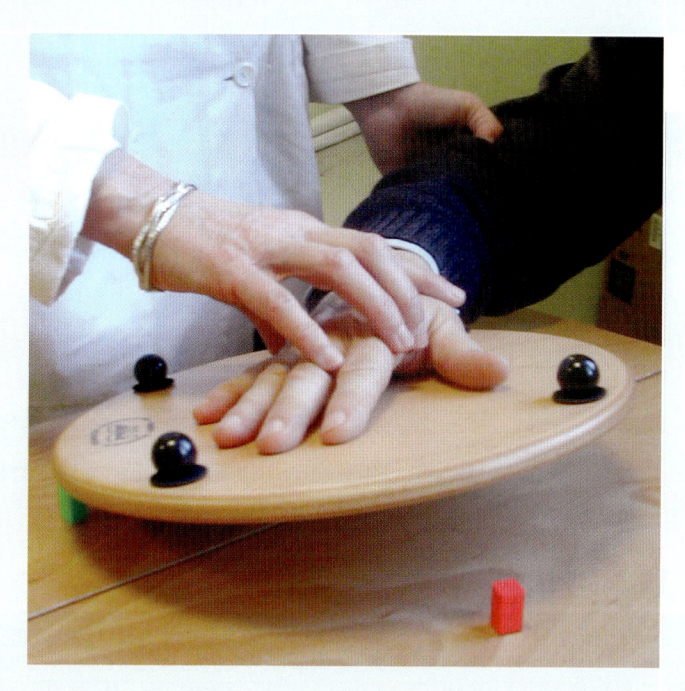

最初の訓練は，通常軸点が足底の中心部にくる状態で行う．セラピストは患者の足が載った多軸プラットフォームをさまざまな方向に傾ける．患者はその傾斜の大きさを認識しなければならない．

あるいはセラピストが多軸プラットフォームの下にピンやブロックなどの介在物を挿入し，その高さの認識を要求することもできる．患者にとって難易度が高すぎる場合は，高さが際立って異なる

[解説] A2-2 シリーズ

介在物を選んで訓練を行う．

どちらの方向に多軸プラットフォームが傾けられたかという方向の認知問題も考えられる．この場合，多軸プラットフォームをいくつかの区分に分け，そのおのおのに番号を振っておくと，患者は質問に答えやすくなる．足に対して軸点の位置をどう変えるかによっても課題の難易度が変わる．

このような訓練は次に行われる訓練，つまり立位あるいは座位で行われる足底の圧の認識などの複雑な訓練の準備とも言える．訓練は，患者が運動に協力するという，いわゆる第二段階の訓練の要領で行うこともできる．いずれにせよ，最初はプラットフォームの水平を維持するというごく簡単な課題から始めることが重要である．

足底に対する軸点の位置を毎回移動させ，その位置の認識を要求するという訓練を行うこともできる．

患者の運動単位の動員が満足のいくレベルに達したら，重量を認識する訓練に移行してよい．これも前述の器具で説明したのと同じ手順で付属の錘（おもり）を使って行う．

この訓練器具では錘を使ってさらに複雑な認知問題も提示することができる．たとえば，単に錘の重さや数を認識させるのではなく，適当な重さの錘をひとつだけ選んで多軸プラットフォームの上で移動させ，その移動軌跡を認識してもらうという訓練である．

これをさらに複雑にしたければ，ある程度重量のある錘をプラットフォーム上のある一点に固定し，その状態でプラットフォームを水平に保つように要求しながら，小さな錘をプラットフォームの上で移動させ，その移動軌跡を認識してもらうという訓練を行うこともできる．たとえば，もっとも重い錘をプラットフォームの前方先端に固定し，プラットフォームの後方で軽量の錘を移動させるというような訓練である．

多軸プラットフォームを用いて，圧の認識と水平性の維持を組み合わせた訓練を行うこともできる．水平性の維持を圧力課題（荷重量の増減）と組み合わせることで訓練の複雑度を高められる．この場合，多軸プラットフォームを体重計の上に載せ，セラピストが患側下肢に負荷する体重の量を指示する．

同じタイプの訓練（水平性，圧，重量の認識）を上肢でも行うことができる．こ

の場合は手をプラットフォームの上に載せ，前腕の下に適当な支えを入れる．

要求される課題はかなり複雑なので，上肢に対するこの種の訓練は治療がある程度進んだ状況でのみ行うことが望ましい．

ローラーボックス

この訓練器具を使用すると，下肢にさまざまな訓練を行うことができる．

いずれの場合も，まず軸のないプラットフォーム（長方形の板）をローラーボックス上で滑らせるように動かせ，その水平度を保ちながら，ローラーボックスの前端を越えるところまでプラットフォームを移動させるというのが基本的な課題となる．

立位で訓練を行う場合は，健側の足は付属の足台の上に載せ，患側の足をローラー上の軸のないプラットフォームに載せてもらう．患者の患側の足がプラットフォームに働きかける圧力に応じて状況は3段階に分けられる．第一段階では，患側の足が載ったプラットフォームは健側の足よりも後方にあり，プラットフォームの前面のみがローラー上で支えられている．したがってプラットフォームの水平性の維持は，主に足先部がプラットフォームにかける圧力によって決定される．第二段階は，患者が滑らせるプラットフォームの全面がローラー上に載っている状態であるが，この場合，垂直方向にかかる圧は最低レベルにまで下がっているため，患者の課題はローラーのつくりだすわずかな摩擦に抵抗しながらプラットフォームを前方に移動させることである．第三段階は，プラットフォームの先端がローラーボックスの端から前に出始める状態であり，プラットフォーム

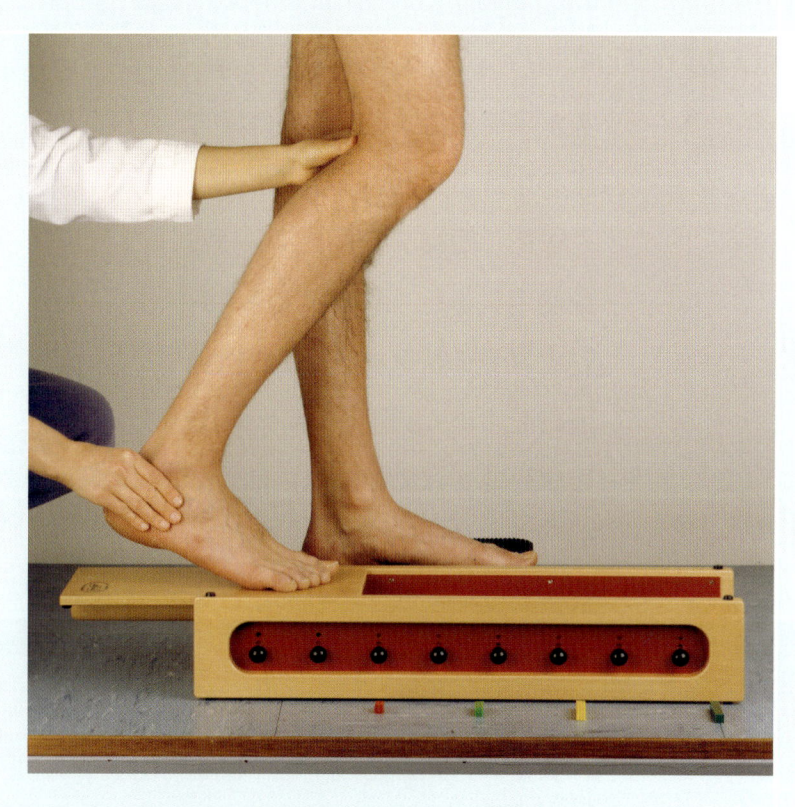

[解説] A2-2 シリーズ

を水平に保持するためには踵で圧をかけることが重要になる．

また，短軸プラットフォームを使用すると，患者は足底を介してプラットフォームにかける圧力をうまく調整しつつ，側方の水平性も保たなければならない．つまり足部の内反・外反の制御も同時に要求されることになる．

これはかなり複雑な動的制御が要求される訓練なので，患者がすでに座位や立位での訓練を通じて骨盤の制御が十分に行えるようになっており，膝関節や股関節でもある一定の運動要素の制御が獲得できていなければ有効な訓練とはならない．

セラピストは上記の身体部位のみでなく，体幹の動きにも十分注意を払わなければならない．体幹に望ましくない代償がみられることが多いからである．訓練の初期段階では，ほぼ常に上肢での支持が必要となる．そこで上肢が体重移動の組織化に過度に介入していないことを確認することも重要になる．また初期段階では，セラピストが患者を介助することが必要になる場合が多い．患側下肢を前に出すときや，単軸プラットフォームの水平性を完全に保持するために（特に単軸プラットフォームが前方に出たとき）介助が必要となる．

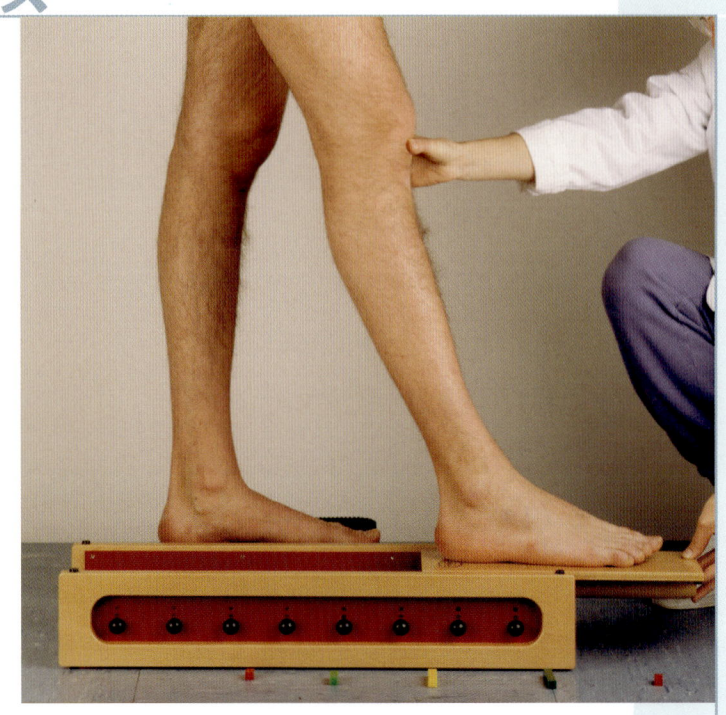

さらに複雑な訓練としては，滑らせるプラットフォームの長さを長くして（この場合，軸のついていないプラットフォームを使用する）その先端に錘を載せるという訓練がある．錘の重さは患者の回復状況やどれだけの体重移動を訓練で要求したいのかによって決定する．患者はローラー上でプラットフォームを滑らせていき，ローラーボックスからある一定の距離に置かれた同じ高さの台の上にプラットフォームを載せなければならない．

ローラーボックスからの距離は患者の状態や訓練の目的にあわせて決定する．この訓練の意味は，前述の訓練のそれと類似しているが，患者は後方にある健側の足の荷重を前方にある患側の足，特に踵の部分に移し，それとともに膝を完全に伸展させながら骨盤も前に回旋しなければならない．どこまでプラットフォームを滑らせていくかという距離に応じて体幹を動的に前方移動することが求められる．テコのアームの長さが増せば，水平性を維持するために要求される荷重も増すからである．この訓練は，運動連鎖が同時に拡大されることになるため治療の最終段階で行われるべきであり，特に中枢神経系疾患の患者に応用するにあたっては細心の注意が必要となる．

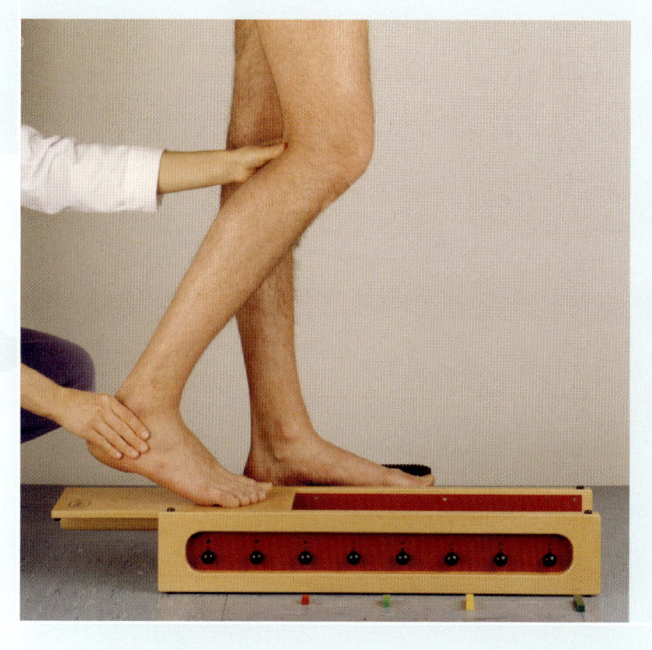

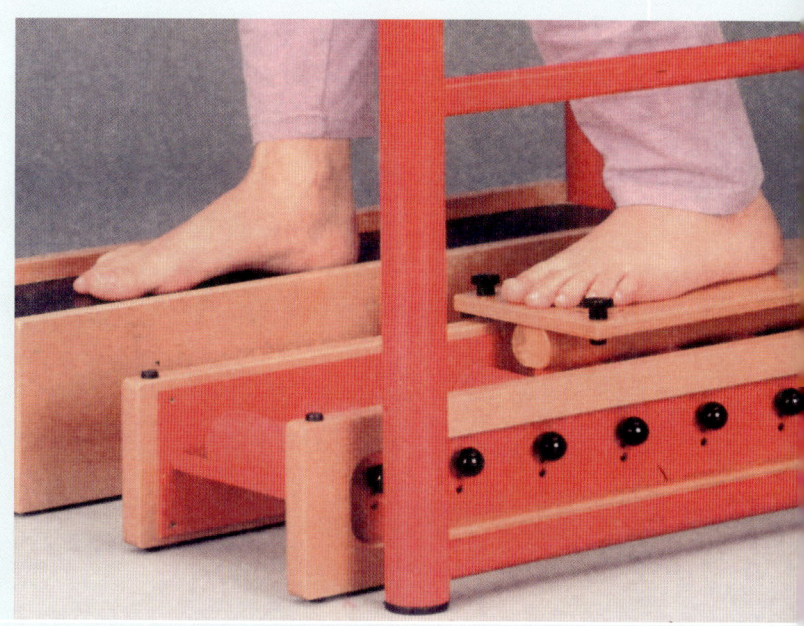

[解説] A2-3 シリーズ

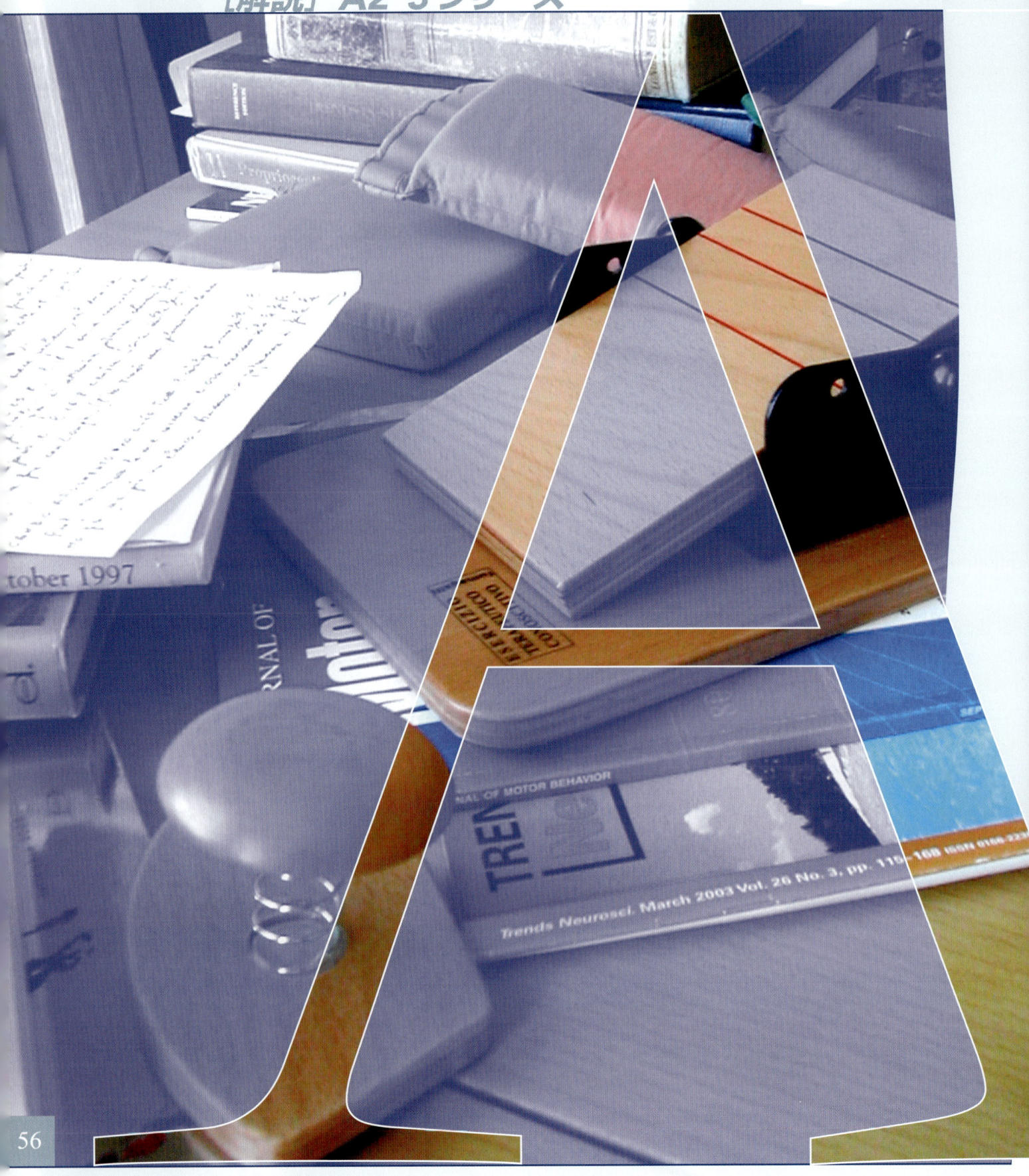

[解説] A2-3 シリーズ

傾斜プレート

　傾斜プレートは上肢および下肢の訓練に使用する．特に下肢に関しては，訓練の初期段階（座位において第一段階の訓練の要領で行う段階）から，立位獲得初期の段階の訓練まで幅広い訓練に使用することができる．

　座位での訓練は，足（踵あるいは足先）がどの位置まで動かされたかの認識，あるいは踵で描く運動軌道の認識の訓練を行う．

　床面で足を滑らせるというような短い距離の運動で異常な伸張反射の制御ができるようになったら，傾斜プレートを使った訓練を行うのがよい．股関節の内転・外転と組み合わせた膝の屈曲－伸展運動が要求され，関節可動域が増大するからである．

　器具に載せるのは足底全体でもよいし踵だけでもよい．足底全体を載せる場合は，足の母指がどこに動いたかを質問する．踵だけを載せてもらうときは，セラピストが前足部を持ち上げて踵だけが器具と接触するようにする．このときに体幹が側方あるいは矢状方向に一緒に動かないよう注意する必要がある．

　この訓練が効果をあげるためには，体幹の運動性が適切に制御されていること，遠位部の異常な伸張反射や放散反応が正しく制御されていることが重要となる．セラピストは患者の足を目標点に誘導していくが，踵を一方の手で支えて下肢が軽くなるようにし，もう一方の手で足指の下を支えて病的現象が出現していないかを確認する．

　一方，立位で使用する場合は，両下肢が平行になるように平行棒の中に立ち身体を支えるようにする．荷重はほぼ健側下肢にかかった状態となる．

　訓練器具は患側下肢の後方に置き，プレートの傾斜角度を適度に変更する．セ

[解説] A2-3 シリーズ

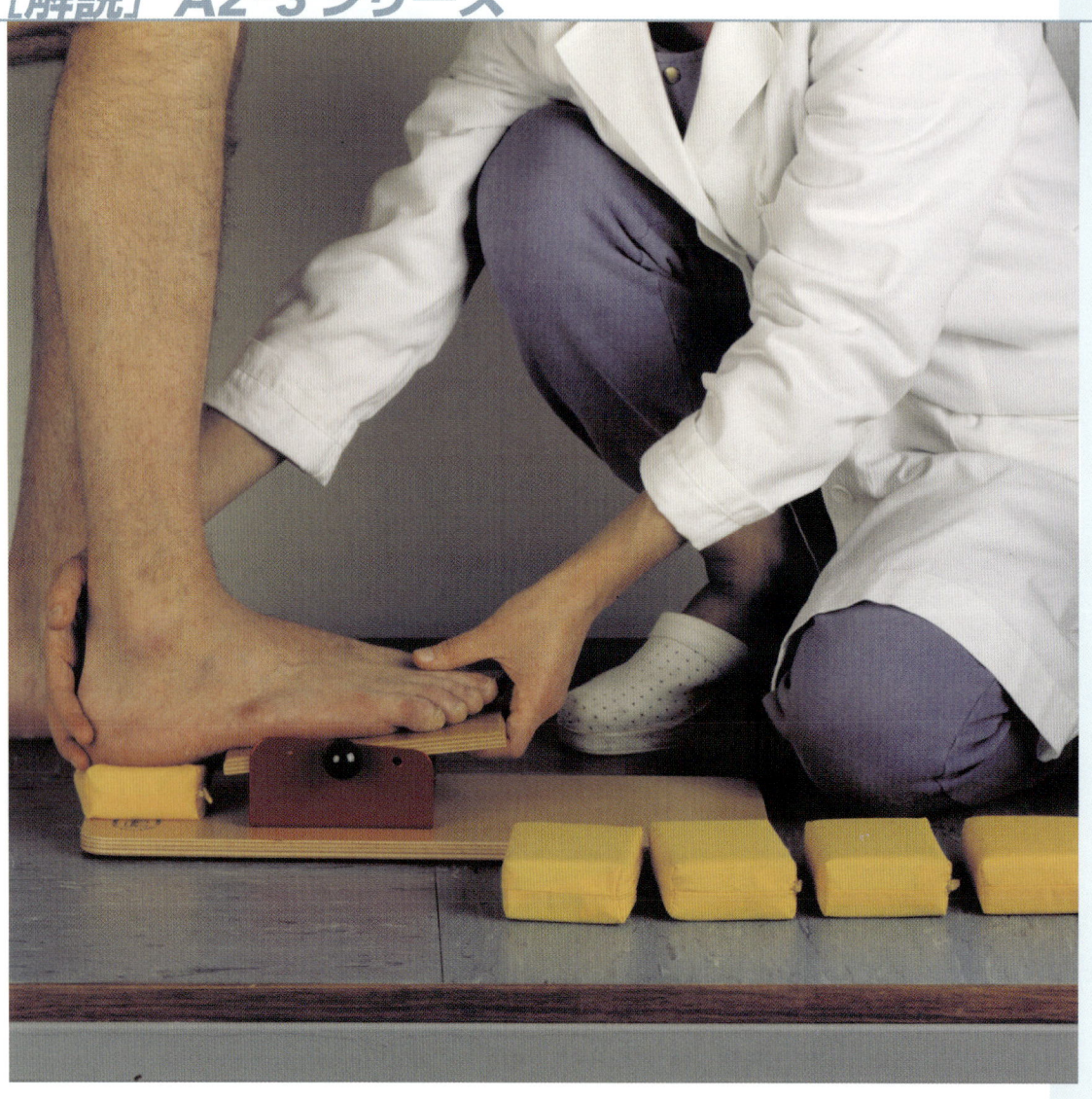

　ラピストは一方の手を膝窩部に，もう一方の手を足部に添えて，患者の下肢を傾斜プレートの上に導き，プレートのどこの位置にあるのかを認識してもらう．このときも体幹の動きには十分に注意する必要がある．この訓練を通じて，患者は骨盤の水平性・股関節の屈曲・膝の伸展をどのように組み合わせるかを学習することができる．同じ訓練を第二段階の訓練の要領で行うこともできる．しかし，この場合は放散反応や体幹の異常な行動が出現しやすくなるので，セラピストはさらに注意しなければならない．

　プレートの傾斜角度を変更することで（垂直になるまで変更可能），訓練に多様性をもたせることができる．

上肢の訓練を行う場合には，第一段階の訓練の要領で運動軌道を追跡させ，その認識を行ってもらう．

大型シーソー

タブレットやブリッジで訓練した後，この器具を使ってさらに手関節および足関節の背屈の訓練を行うことができる．

これらの訓練を行う根本にあるのは，運動学的な観点からは類似していても運動の様相が異なれば（足先の挙上，踵の下降），その運動を組織化している中枢神経系にとっては異なる意味をもつのではないかという仮説である．

下肢について言えば，このような訓練は床への接踵を正しく遂行する能力を回復させるのがねらいであり，したがって立位での実施を想定したい．しかし，患者がまだ容易に立位を保持できない場合は，座位で類似の訓練を行うのも有効だと考えられる．

立位の患者には歩行の肢位をとってもらう．つまり患側下肢を前方に，健側下肢を後方におく．

体重はすべて健側下肢にかかっている．前方にある患側の足を前後に傾斜する大型シーソーの上に載せる．シーソーは足全体の約3分の2がシーソーの上に載り，踵は外に出た状態になるサイズに設計されている．

患者は膝を伸展し，骨盤が患側方向に若干下がっている状態となる．この状態で踵の下に置かれた物体の高さを，踵を上下させて認識することが課題となる．

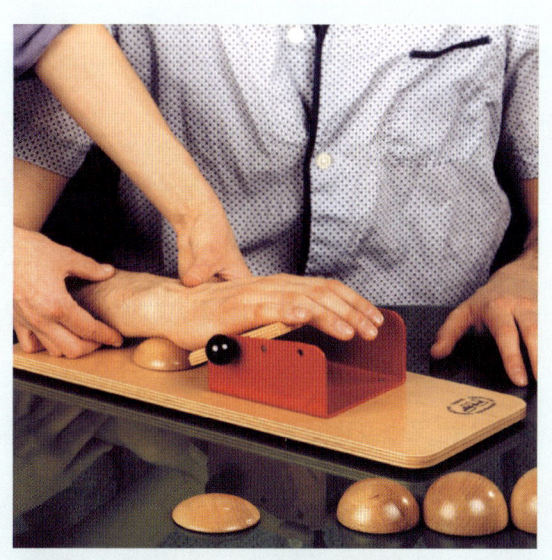

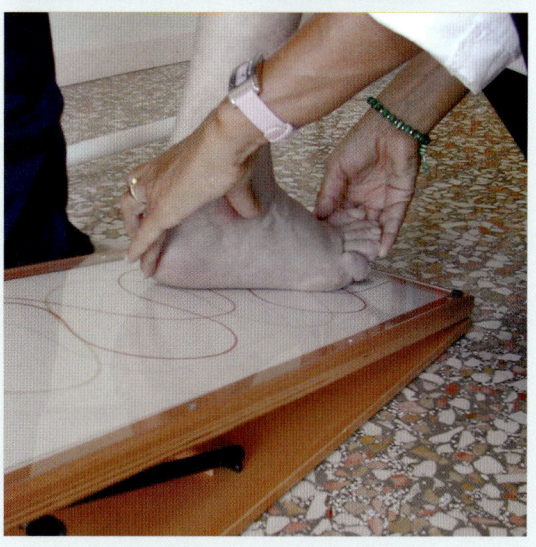

[解説] A2-3 シリーズ

　この訓練以前に腓腹筋の異常な伸張反射の制御，および踵を下げることによって行う情報収集の訓練を座位および立位で行っておくと，患者はこの課題を遂行しやすくなる．

　訓練中，患者は体幹をまっすぐに保持するよう努めなければならない．必要であれば，セラピストは放散反応が出現しないように運動の遂行を介助する．

　同様に，踵の下に入れた硬さの異なる素材の認識課題を行うこともできる．前述のスポンジを使用すればよい．患者は知覚仮説を検証するために踵を下げ，認識に必要なだけの適切な量の荷重を踵にかけなければならない．この場合もセラピストの的確な介助が必要になる場合がある．

　上記の訓練のいずれにおいても，健側下肢への荷重の配分が重要となる．訓練開始当初は荷重の移動をプログラムすることが著しく困難な場合がある．荷重の移動を徒手的に計測・分析することはできないが，少なくとも荷重が移動しているか，健側下肢の踵に荷重が戻っていないかを確認する必要がある．体重計を2台用意してそれぞれの足底に置けば，患側足先の荷重と健側踵のそれとの関係を確認することができる．

　同じ器具を上肢に使用した場合は，手の把握動作を学習するための準備段階としての「手根部を下げる」という要素の獲得が目的となる．手根部を下げて半球型ウッドやスポンジの硬さを認識する課題を与えればよい．このとき，手指はリラックスした状態になければならない．

　足先部を降ろして異なる表面素材の認識を行う訓練もできる．これが正確にできるためには，足の構造をつかさどる5つのアーチがすべてリラックスして知覚に向かう必要がある．

　患者は立位にて健側を後方，患側を前方に出し，患側下肢の踵を大型シーソーの台の上に載せる．足先部には「半球型ウッド（高さの異なるシリーズ，あるいは高さは同じだが径が異なるシリーズ）」を置く．患者はこの運動シークエンスに関わる複数の筋の収縮を正しく調整して組み合わせ，足先部を設定された目標地点まで降ろさなければならない．このとき体重のほとんどは健側下肢にかかっているが，患側下肢にもある一定量の体重をかける必要がある．半球型ウッドの他に，高さの異なるステックを使っても

よい．

　この場合，中足骨頭がつくるラインを軸とする足底のアーチは，挿入した物体の上に載った時点で平坦になる．

　前述の訓練と同じ要領で，立方体のスポンジ（高さは同じで硬さが異なるスポンジのシリーズ）を使った訓練を行うこともできる．この場合特に重要となるのは，対象物のもつ抵抗（硬さ）に対してどれだけの圧力をかけるかという情報である．

小型シーソー

　これは手指で重量の情報を認識する訓練に使用される器具である．一見簡単な訓練のようであるが，これにはかなりの手の細分化と質的に複雑な一連の筋収縮が要求される．

　この器具を使用する目的は，手関節の筋と手指の筋の協調を回復させることにある．ここでは，MP関節のレベルで中手骨の動く方向と指節骨の動く方向が逆にならなければならない．

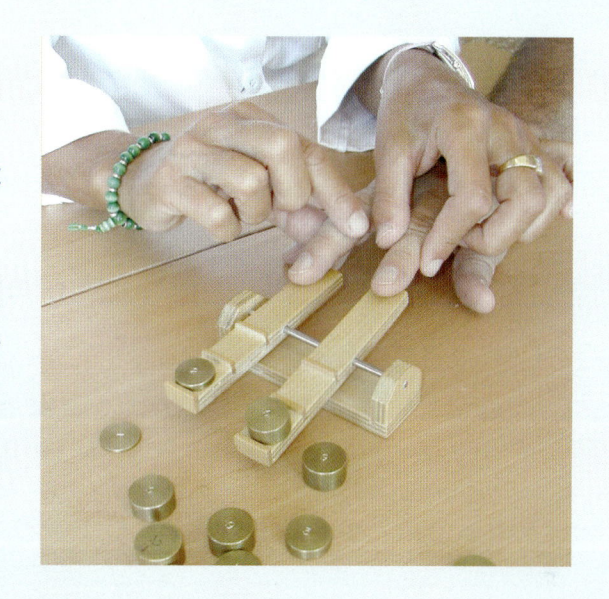

　患者はテーブルの前に座り前腕を適当な支持台の上に載せる．手関節を軽度背屈させ，指腹をレバーの端に載せる．

　セラピストはレバーの反対側の端に錘を載せ，患者にどの錘かを認識してもらう．同時に2つのレバーのそれぞれに指を1本ずつ載せてもらい，錘の重さを比較する課題を行うこともできる．

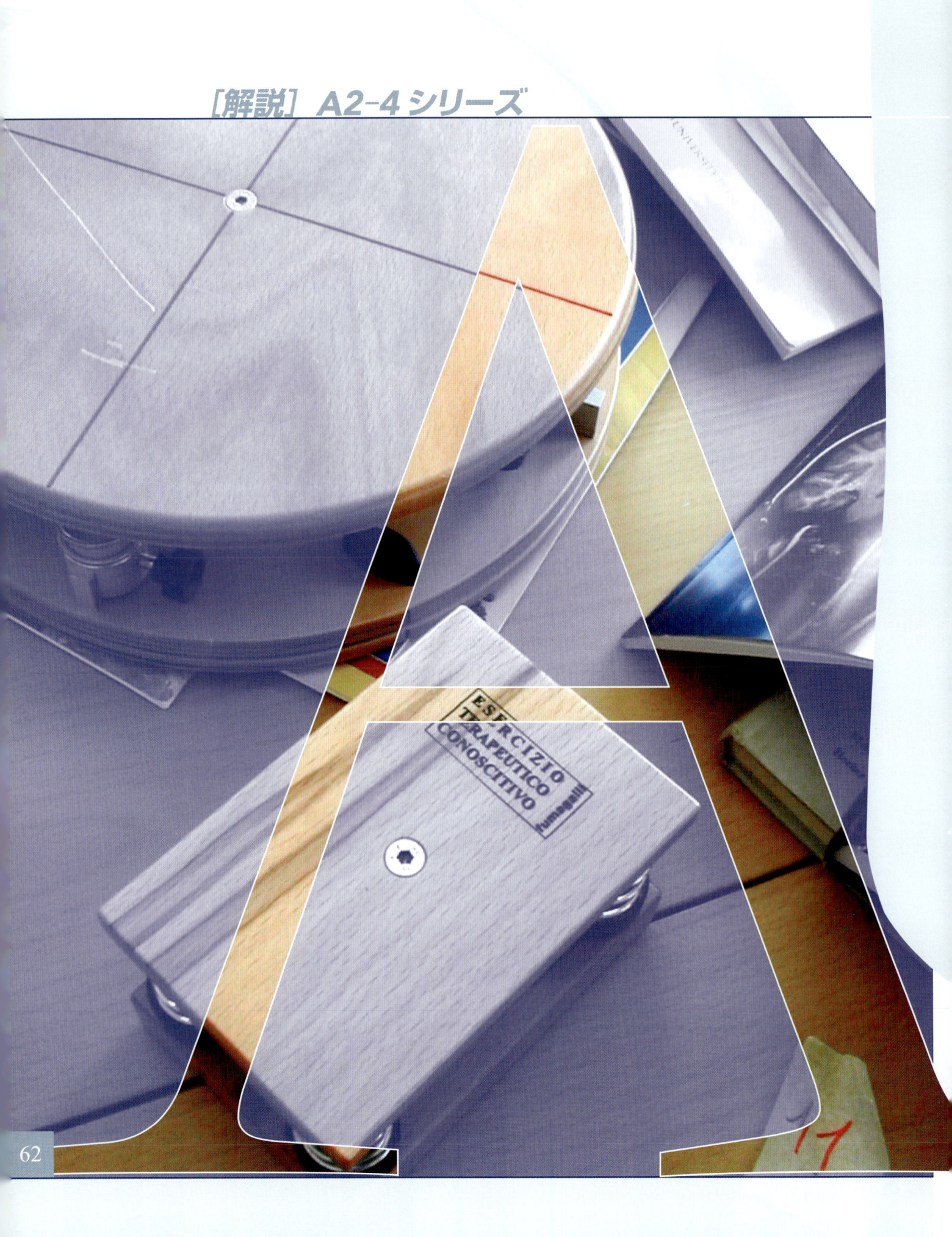

［解説］A2-4 シリーズ

[解説] A2-4 シリーズ

バネ付き円形プラットフォーム

患者の回復が進めば，患側下肢への荷重移動の制御を向上させるためにこの器具が有効な場合がある．この訓練器具を使用すると，荷重の移動量がバネ付き円形プラットフォーム（バネ付き円形不安定板）の傾斜角度をパラメーターとして患者に示されることで「制御された荷重移動」の訓練が行える．セラピストは荷重移動の様式が確認できるだけでなく，足の位置を調整する筋の収縮の状況も確認できる．伸展共同運動が出現して足関節が底屈・内反すると，プラットフォームが前方あるいは外側に傾いてしまうからである．軸点が中央にあるため，荷重の移動を始める前あるいは移動中にも，患者には認知問題を提示していることになる．つまり，軸点に対応する足底部位を探し出すという課題である．軸点に相当する部分はバネ付き円形プラットフォームの面全体でもっとも抵抗の強い部分である．数キログラムをプラットフォーム上に移動させるよう要求をした場合でさえも，患者は足底に対する軸点の位置に応じて荷重する部位の「特定化」を行わなければならない．

先述のように，荷重の移動量がバネ付き円形プラットフォームの傾斜という指標で表されるようになっているのがこの器具を使った訓練の特徴であるが，この種の訓練として最初に行うのはどのバネを移動させたかを認識してもらう訓練である．患者に立位をとらせ，患側の足を健側の足よりも少し前に出した状態にする．患側の足をバネ付き円形プラットフォームの上に載せ，健側の足は体重計の上に載せる．セラピストはバネ付き円形プラットフォームの4つのバネのいずれかを中央の軸点に近づける．そして患者に，プラットフォームの「傾斜する」位

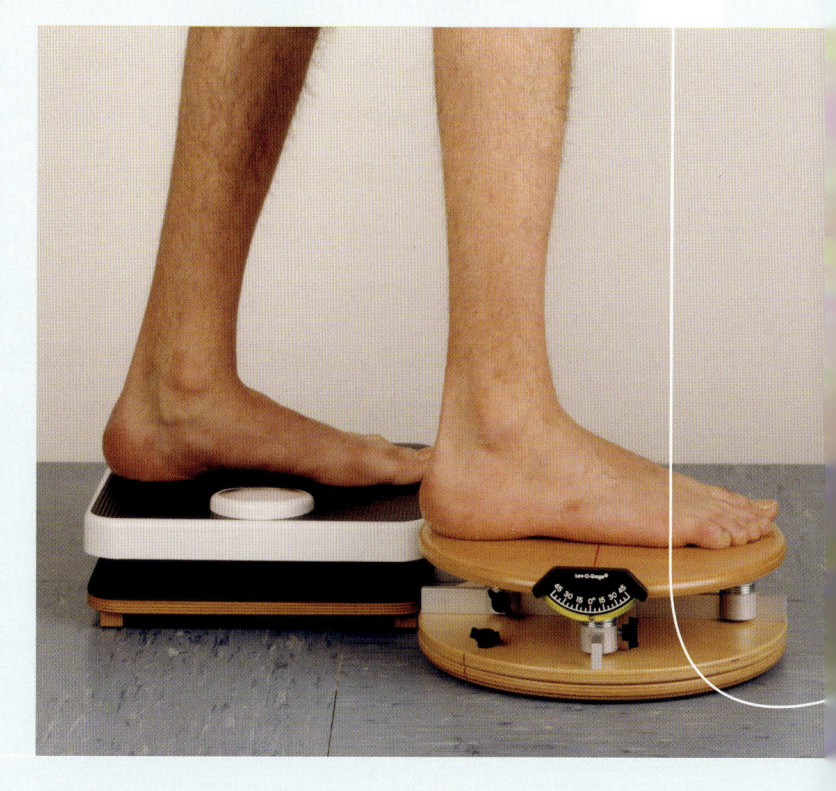

[解説] A2-4 シリーズ

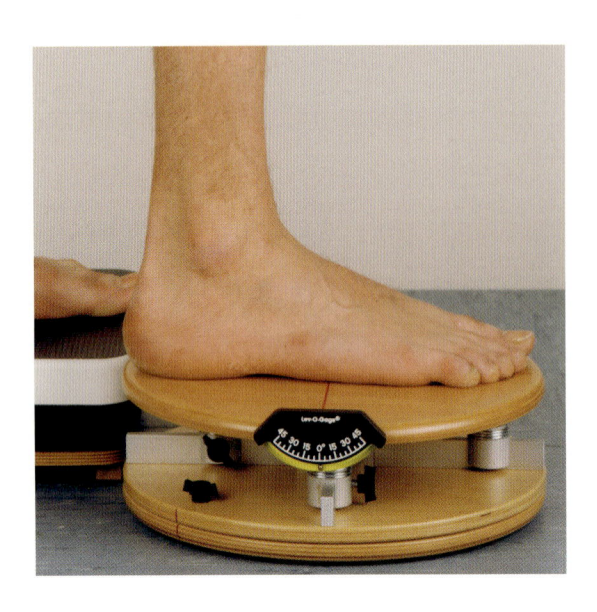

置を探すため最小限の体重をバネ付き円形プラットフォーム上に移動するよう求める．セラピストは一方の手を患者の骨盤に，もう一方の手を膝に添え患者の体重移動を誘導するよう介助する．患者は，訓練の最初には健側下肢で体重の大部分を支えているが，セラピストは徐々に一定の体重をバネ付き円形プラットフォームの上に移動するよう要求する．ただし，このときバネ付き円形プラットフォームは水平に保たれなければならない．

患者はこの課題を視覚を使わずに行う．つまり体性感覚からの求心情報だけを頼りに課題を遂行する．この器具を使ったここまでの課題をまとめると，まず中央の軸点の位置を確認し，そこに荷重を移動する課題がある．そのためには患側の骨盤を適度に前方に回旋しなければならない．バネ付き円形プラットフォームの水平性を前額方向および矢状方向で保持するのも課題である．そのためには足底各部での圧力情報の収集が必要となる．さらに，体重をどれだけ移動するかという認知課題がある．体重移動は段階的かつ動的に行われなければならない．このように，軸点の位置・プラットフォームの水平性・移動する体重を認識するために必要な情報を収集するためには，特定の運動を正確に選択して運動スキーマを活性化する必要がある．

異常な伸張反射や放散反応が出現してしまった場合は，セラピストの提案した訓練が適当ではなかったということである．そこで次のような点をもう一度見直す必要がある：

　　―患者の回復の程度
　　―患者の肢位（支持基底面，歩幅など）
　　―訓練の提示の仕方

この器具を使う場合，足底に対して軸の位置をどこに置くのかによって訓練の状況が変わる．訓練の初期段階では，軸点を足底の中心に設定する方がよい．患者にとって訓練がもっとも難しくなるのは，軸点が踵の下あるいは足の内側部に

ある状態で荷重してバネ付き円形プラットフォームの水平性を保持するよう要求した場合である．片麻痺患者では外反方向への筋の動員に障害があるためである．また，バネの強弱を変えることで別の訓練もできる．バネの抵抗の強弱は，レールに沿ってバネを軸点に近づけたり遠ざけたりすることで調整する．バネの抵抗が小さくなればなるほど，患者にとって課題は難しくなる．

　患者に体重の移動量を変えるよう求めることもできる．健側下肢から患側下肢へ体重を移動するだけでなく，バリエーションとしてその逆も可能である．つまり，患側下肢の荷重を減らすように要求するのである．この2つの訓練はその意味が異なる．それぞれが歩行の異なる2つの段階のための準備訓練と考えられるからである．前者は踵接地期（足底への圧が増加していく段階）に，後者は離床期（足底への圧が減少していく段階）に対応している．

　このような器具を使うことで，足の構造の変化となって現れる圧力情報の変化を患者が正しく評価できるよう導いていくことができる．これは体重移動の時間的・空間的パターンを処理するうえで重要な意味をもっている．

　同じ治療の状況で，まったく種類の異なる一連の訓練を計画することもできる．プラットフォームのバネの抵抗はその位置を変えることで簡単に変更できるようになっているため，「一番柔らかいバネ」あるいは「一番硬いバネ」がどこにあるかを質問することができる．この場合，体重の移動は複数あるバネの間の張力の差を認識するのに必要なだけの荷重を基に計画される．したがってこの場合は，健側の足底に体重計を置かなくてもよい．この訓練では体重がかかっている下肢が単に"立位姿勢"課題のみを遂行するのではなく，認知過程に協力することが前述の訓練以上に必要となる．そこで，訓練を逆の状況で行うこともでき

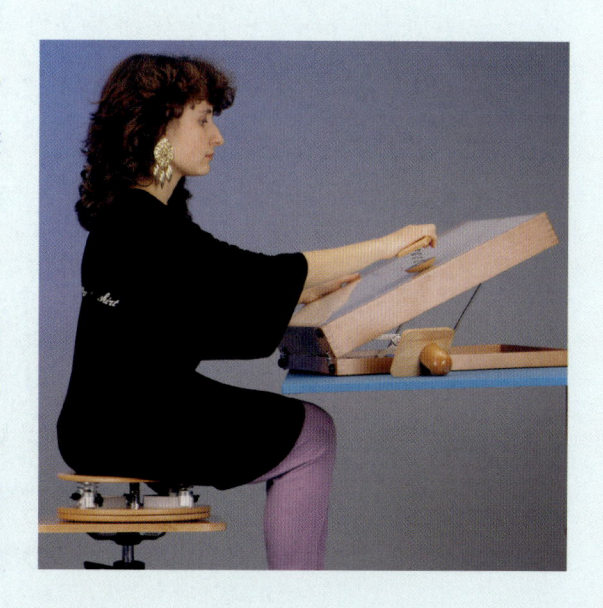

[解説] A2-4シリーズ

る．つまり，健側の足に情報収集者の役割を与え，患側の足にその情報に適応する役割を与える方法である．これは治療がかなり進んだ時点でのみ遂行することができる訓練である．したがって，この訓練を初期段階にある患者に提示するのは望ましくないし，訓練は熟練した注意深いセラピストが行うべきである．

バネ付き長方形プラットフォーム

前述の器具の簡易小型バージョンと言える．上肢に使用すれば，バネ付き長方形プラットフォーム（バネ付き長方形不安定板）の傾斜を抑えることを要求する訓練を行うことができる．たとえば水平性の維持や重量の認識に関わる訓練である．

下肢の訓練では，足の一部だけを動かしてプラットフォーム上に維持する訓練に使用することができる．この場合，患者は健側下肢を前方に出し両下肢に均等に荷重する．後方の患側足先部をプラットフォームに，踵をプラットフォームと同じ高さの足台の上に載せる．前方に置いた健側下肢は体重計に載せる．患者に健側下肢に一定量を荷重するよう要求する（移動した荷重は健側の体重計で確認する）．荷重の移動に際しては，膝を適切に屈曲させて患側の踵を足台から持ち上げなければならない．このとき患者はバネ付き長方形プラットフォームを水平に保たなければないが，そのためには足先部の載せ方を調整する必要がある．

初期の訓練では軸点が中足骨のラインに対応するようにバネ付き長方形プラットフォームを設置する．次の段階になれば，軸点を第1中足骨，続いて第2中足骨の位置にくるよう設定する．こうすることで患者が優先的に収縮しなければいけない筋群が変わる．

また，バネを抵抗の異なるものに交換することもできる．すると，前足部を安定させるため，患者は複数の筋群をさらに緻密に制御しなければならなくなる．

患者が軸点の位置の移動などにより状

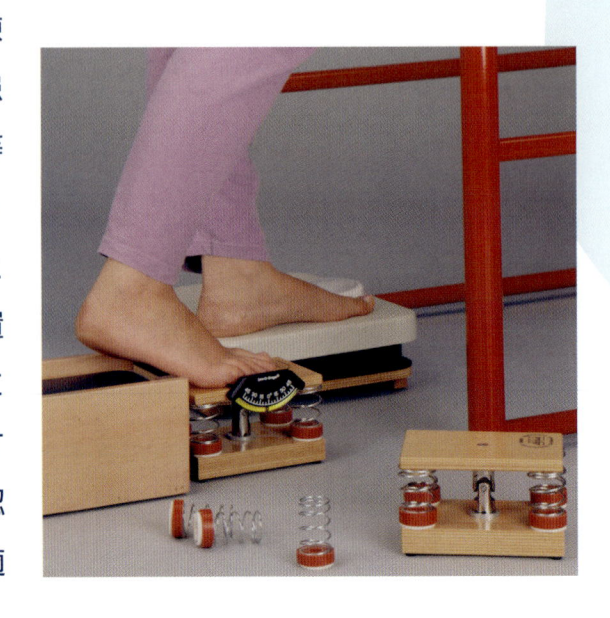

況が複雑に変化してもバネ付き長方形プラットフォームを水平に保ちながら踵を挙げられるようになったら，逆に徐々に足先部の圧力を下げ，プラットフォームから患側の足を離していきながら，圧力がゼロになるまでバネ付き長方形プラットフォームを水平位に保つよう要求する訓練も行える．

回転プラットフォーム

この器具は上肢および下肢の訓練のために考案されている．

バネの効果で全方向に傾斜するようになっており，移動に対する抵抗がごく少ないので，第一段階の訓練でも，それ以上の段階の訓練にも使用できる．

座位の患者の手あるいは足を回転プラットフォーム（回転不安定板）の上に載せてもらい，第一段階の訓練の要領で，回転プラットフォームの前面に置かれたシートに描かれた運動軌道を回転プラットフォームの先端に付けた指示棒の先で追跡する．

患者が特異的な運動の異常要素の最初の現象（異常な伸張反射と放散反応）を制御できるようになったら，セラピストが運動を介助する際の回転プラットフォームの安定性の維持を患者自身に任せる．あるいはその逆（つまり運動軌道の追跡を患者に自動運動でしてもらい，セラピストがボードの安定を介助する）を要求する．ただし，運動軌道を追跡する随意運動の程度は段階的に増やしていく必要がある．

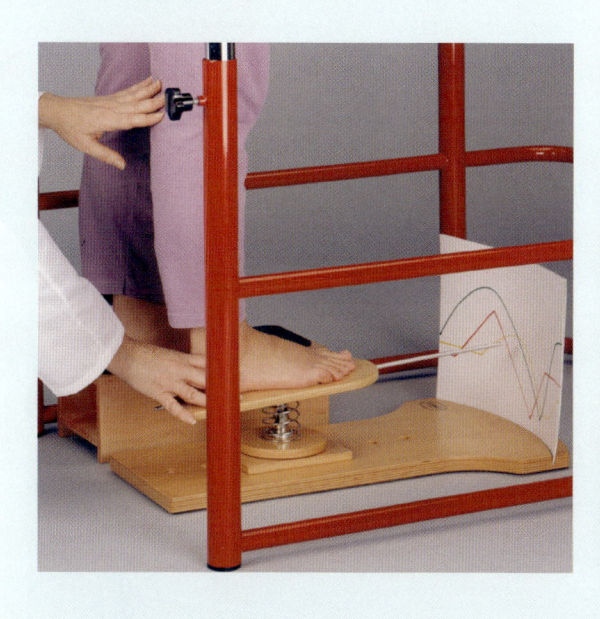

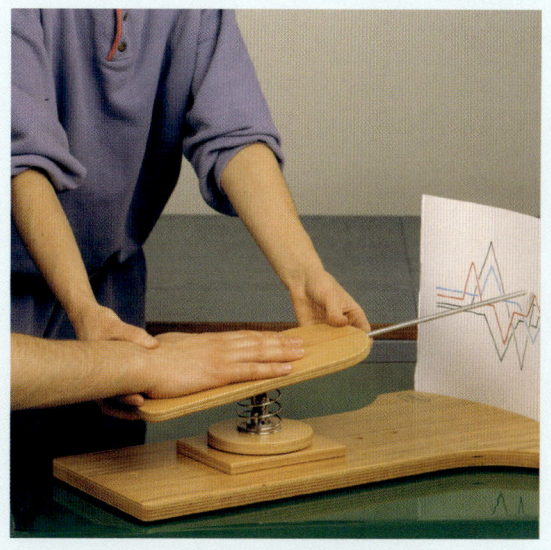

[解説] A2-5 シリーズ

[解説] A2-5 シリーズ

キャスタープレート，小型マグネットベース

このシリーズの訓練器具は，末梢神経系疾患をはじめとする整形外科疾患に対する訓練に適している．これらを中枢神経系に疾患のある患者に応用する際には十分に注意し，回復の進んだ患者にのみ使用する．

この器具は，患者の病理要素の制御を容易にするだけでなく，軸付きのプラットフォームあるいは回転プラットフォームを使う場合の短所を排除することができる．この器具の特徴は「ボールキャスター」の使用にあり，摩擦が減少されることで，患者は運動の方向性についての情報に注意を集中できる．さらに運動単位動員の制御も容易になるので，その結果生み出される運動の方向，強度，軌道のプログラミングも容易となる．

この器具の各部品をさまざまに組み合わせることで，第一段階あるいは第二段階の訓練の要領に基づいた訓練の基礎的な器具として使用することもできる．このような場合，器具は運動連鎖の遠位部となる身体部位の下に挿入して使用する．短い運動軌道やあまり多くの身体部位が参加しない運動軌道の制御（たとえば座位で膝の屈曲−伸展をさせる訓練．器具は水平あるいは傾けて設置する）にも使えるし，A2-3シリーズの傾斜プレートに描かれるようなより複雑な運動

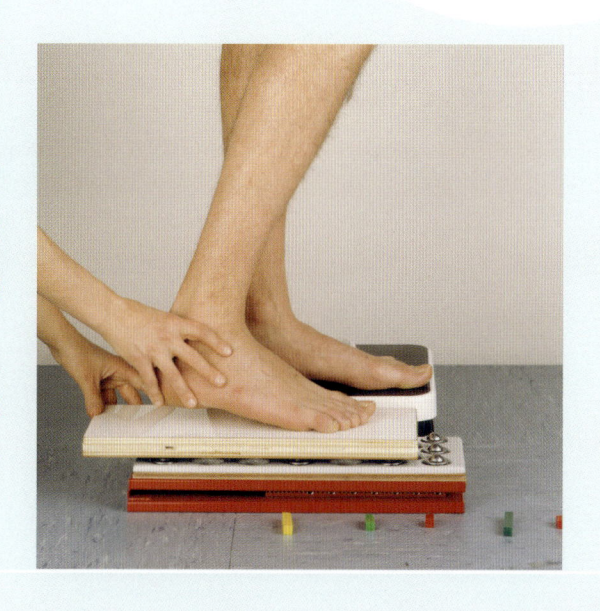

[解説] A2-5 シリーズ

軌道の追跡にも使うことができる．小型のマグネットベース（キャスターが1～4個だけ付けられる小型の磁石付きプラットフォーム）を使うことで，患者は複数の身体部位を同時に協調させて制御しなければならない．

スプリングプレート

中枢神経系および運動器疾患の患者に対し，両足間の荷重移動の再教育に使用される．足のレベルでの荷重移動についての情報処理の学習と同時に，安定性を維持するために身体を徐々に前方に移動していくことを学習することが目的となる．器具には次のような工夫がされており，セラピストが患者の身体支持面の組織化に働きかけられるようになっている：

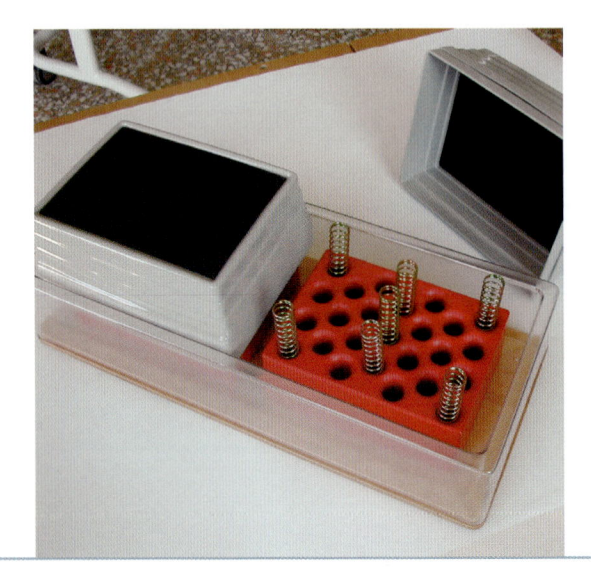

a) スプリングプレートの中のバネの位置を自由に変更することができる．

b) スプリングプレートの上面は2分割されており，またプレート上部の側面に沈み込みの程度の目安となる段差が刻まれている．これにより足底面の細分化の特徴を確認することができる．

基本的な構造としては，ケース状のプレート上部（足を乗せる部分）を，プレートの基板部にはめ込むようになっている．内部のバネの数と挿入場所を変更することで，患者の問題に応じた課題をプログラムすることができる．この器具を使って行えるのは荷重の垂直方向の移動課題のみである．足内部での圧力の変化だけでは器具の状態は変化しない．プレート上部の側面に段差が刻まれているので，その水平性の維持や上部がどれだけ下がったかを容易に確認できる．プレート上部としては足部全体を載せる大きなケースと前後2つに分かれた小さなケースとがあり，後者では，それぞれに前足部と後足部とを分けて載せる．このようにプレート上部を二分することで，足を細分化可能な身体構造として認識さ

せることができる．

　この器具を使用して，さまざまな治療状況・課題を想定した訓練を行える．第一段階の訓練にも第二段階の訓練にも使用できるが，いずれの場合もシステム全体（下肢，骨盤，体幹）が訓練に参加することになる．

　患者には立位をとってもらい，必要な場合は平行棒で身体を支持する．両足を揃えた状態で，健側の足を体重計に患側足をプレートに載せる．患者は，最初は健側の足だけに荷重する．次いで，荷重の移動を指示し，プレート上部を完全に垂直に沈み込ませる（検証すべき知覚仮説は，荷重の移動量とプレートの水平性である）．

　もうひとつの治療状況を紹介しよう．この場合も患者には前記と同じ状態で立位をとってもらう．プレート上部を下に沈み込ませるように要求するが，前記の課題がいくつかの条件で達成できるようになったら，セラピストはバネの数と位置をランダムに変えていき，その状況に応じて患者が荷重移動の量をプログラムできるようにする．

　いまひとつの例として，患者に歩行の肢位をとらせて行うものがある．患側を前方にして足を2つのプレートの上に載せる．次に，プレートの水平性に注意しながら徐々に前足部のプレートを一定位置まで沈めていくよう指示する．足部の圧力だけでスプリングの抵抗に抗してプレートを下げることはできないため，これを下げるためには体幹を前方に移動する必要がある．

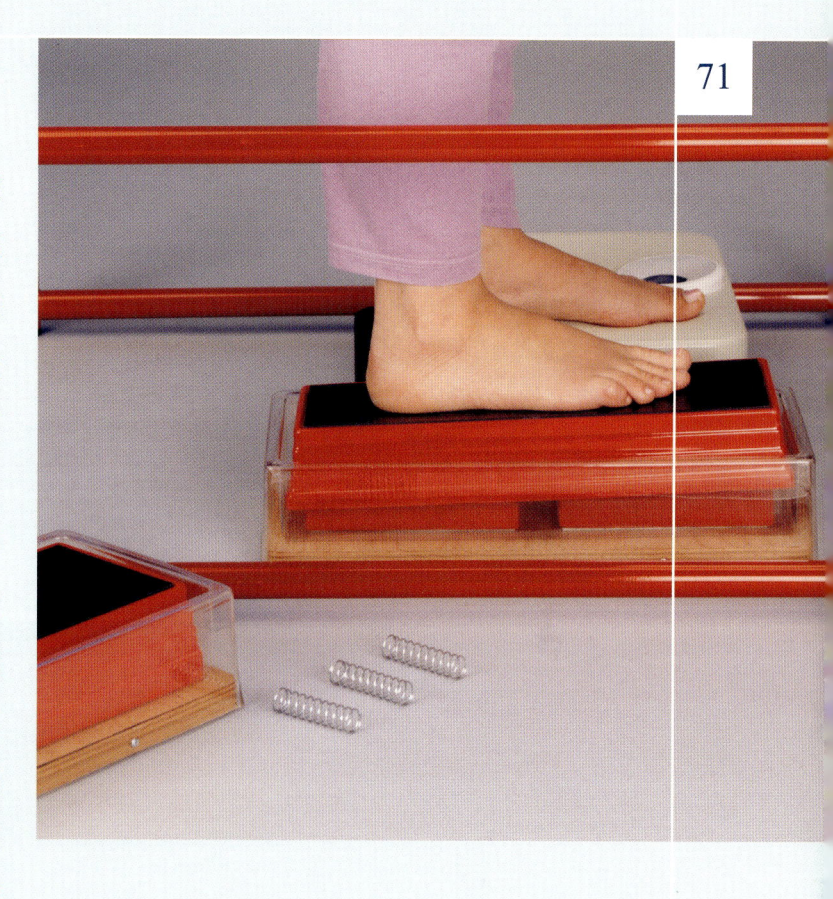

図版クレジット

- カバー　パウル・クレー
  「潟の町（Città lagunare）」デッサン，1927
- ☞ 2　パウル・クレー
  「小さな海の嵐（Piccola tempesta marina）」デッサン，1928
- ☞ 4　パウル・クレー
  「潟の町（Città lagunare）」水彩，Werner Allenbach，ベルン，1932
- ☞ 6　パウル・クレー
  「潟の町（Città lagunare）部分」水彩，Werner Allenbach，ベルン，1932
- ☞ 8　パウル・クレー
  「デリデ郊外（Sobborgo di Deride）部分」デッサン，1927
- ☞ 10　パウル・クレー
  「ボルの上の雲（Nubi su Bor）部分」水彩，Felix Klee，ベルン，1928
- ☞ 12　エティエンヌ＝ジュール・マレ
  「Physiologique Station で仔ヤギの歩行を観察するマレと研究チーム」1887
- ☞ 14　エティエンヌ＝ジュール・マレ
  「Le coup d'épée, Cinemathèque Française」パリ，1890
- ☞ 16　エティエンヌ＝ジュール・マレ
  「歩行計測器を持って走る男」Animal Mechanism より，パリ，1873
- ☞ 18　エティエンヌ＝ジュール・マレ
  「力の測定器」Animal Mechanism より，パリ，1873
- ☞ 20　ジュゼッペ・マリア・ヴィテッリ
  「五感"触覚"部分」エッチング，1699，ミラノ，スフォルツレスコ城，ベルタレッリコレクション，Immagini del Sentire より，Leonardo Arte，177 ページ
- ☞ 22　ウィリアム・マーシャル
  「An alphabet of the natural gestures of the hand」1644, Claier Richter Sherman 著 Writing on hands より，191 ページ，n.54
- ☞ 24　バディウス・アスケンシウス
  「Stultiferae naves, 部分」木版，1500，「五感"触覚"部分」Immagini del Sentire より，Leonardo Arte，99 ページ
- ☞ 26　作者不詳
  「The inner senses of the brain」1503，Claire Richter Sherman 著「Writing on hands」より，130 ページ，n.27
- ☞ 28　ジョルダーノ・ブルーノ
  「記憶の輪〈イデアの影 De umbris idearum〉」1582, Frances A. Yates：L'arte della memoria, Einaudi, Torino, 1993（邦訳　フランセス・A・イエイツ（青木信義，他・訳：記憶術．水声社，1993．より〉
- ☞ 30　作者不詳
  「Ars memorandi notabilis per Figuras vangelistarum」1507, Washinguton D.C., Rosenwald Collection より
- ☞ 32　ラモン・リューユ
  「知恵の樹の図，知恵の樹」ロンドン，1515（邦訳　フランセス・A・イエイツ［青木信義，他・訳］：記憶術．水声社，1993．より〉
- ☞ 34　ヨハネス・ロンベルク
  「JCongestorium artificiose memorie」ヴェネツィア，1533（邦訳　フランセス・A・イエイツ（青木信義，他・訳：記憶術．水声社，1993．より〉

■オリジナルイタリア語版（2004年）
　編集者　　Carlo Perfetti
　著者　　　Franca Pantè, Carla Rizzello
　図版　　　Franca Pantè, Carla Rizzello
　装丁・レイアウト　Tristana Perfetti
　編集秘書　Maria Teresa Vargiu
　印刷　　　Altreforme
　出版　　　© Fumagalli srl, 2004

■日本語版（2006年）
　監訳者　　宮本省三，沖田一彦
　訳者　　　小池美納
　DTPデータ処理　Kyodoisho DTP Station＋錦明印刷株式会社
　出版　　　株式会社　協同医書出版社, 2006

本書の理解を深めるための推奨図書

1) Carlo Perfetti, 他（小池美納・訳）：認知運動療法；運動機能再教育の新しいパラダイム．協同医書出版社, 1998.

認知運動療法についての日本で最初の基本的なテキストであり，特に本書前半の「認知理論」および「病理の解釈」の部分を理解するうえで助けとなる．また，脳卒中片麻痺と下肢整形外科疾患の病理の解釈と臨床実践が例示されているため，本書後半の具体的な訓練器具の使い方と合わせて読むことで，実践のきっかけをつかむ助けとなるはずである．

2) 宮本省三, 他・編：認知運動療法入門；臨床実践のためのガイドブック．協同医書出版社, 2002.

日本人の著者により書き下ろされた認知運動療法の入門書であり，本書前半の「訓練の原理」および「訓練の段階」について詳細な説明が試みられている．また，訓練の分類に応じた課題の例とその説明が豊富に掲載されていることに加え，さまざまな疾患についての病理の解釈と臨床実践が例示されているため，本書後半の具体的な訓練器具の使い方と合わせて読むことで，実践のきっかけをつかむ助けとなるはずである．

3) Franca Pantè（小池美納・訳）：認知運動療法講義．協同医書出版社, 2004.

イタリアのセラピストによる日本での講演を講義形式にまとめたもの．本書前半の「神経認知的な仮説」において説明されている患者の観察プロフィールについても，失行症や失調症を例にわかりやすく説明されている．また，本書後半における器具の使用方法において頻繁に出てくる「運動イメージ」の概念，訓練への導入，および疾患別の適用方法についての説明も充実している．

4) Carlo Perfetti（小池美納・訳）：脳のリハビリテーション；認知運動療法の提言〔1〕中枢神経疾患．協同医書出版社, 2005.

『認知運動療法：運動機能再教育の新しいパラダイム』に続く基本テキスト．1990年代半ばから2000年にかけての中枢神経系の病理に関わる臨床研究の成果がまとめられたもので，具体的なテーマとしては運動イメージ，失行症，小脳症状がとりあげられている．おのおののテーマについてイタリアの研究グループの問題意識，病態の解釈，治療戦略の立案に至る思考プロセスが詳細に描かれており，リハビリテーション医療が本来向かうべき方向性を副題のとおり"提言"したものとなっている．

5) Aldo Pieroni, Sonia Fornari（小池美納・訳）：「認知を生きる」ことの意味；カランブローネからリハビリテーションの地平へ．協同医書出版社, 2003.

イタリアのセラピストによる日本での学術大会での特別講演の内容をまとめたもの．本書では前半に短く記載されているにすぎないが，現在で認知運動療法の根幹をなすまでに至っている患者の意識経験を訓練にどう位置づけ組み込むかを，言語記述という接近ツールから解説している．

あとがき 〜新しい心理的道具の誕生

　スマーノ山の森にいだかれたサントルソ認知神経リハビリテーションセンターの広大な庭の中には，「ヴィゴツキー広場」と名づけられた場所がある．

　認知運動療法では各種の「道具」を活用して認知問題を作成する．この道具は空間問題（方向，距離，形態）や接触問題（表面素材，圧，摩擦，重量）を具体的に作成するために不可欠なものである．しかし，その本質は単なる訓練で使用する物体としての器具ではなく，「心理的道具」という意味を含んでいる．

　発達心理学者のヴィゴツキーによれば，人間は心理的道具によって発達する．心理的道具は言語，文字，数，数式，図表，地図，設計図といったあらゆる種類の「記号としての道具」と，身体運動による具体的な操作を必要とする子どもの玩具や日常生活備品としての「物体としての道具」に区分されている．前者は主として思考の発達を促し（認知発達），後者は随意運動の発達を促す（運動発達）．従来の理学療法や作業療法で用いられてきた各種訓練器具はすべて後者に含めてよいだろう．

　ところが，認知運動療法の道具は，「記号としての道具」と「物体としての道具」が一体となって融合しており，分離することができない．つまり，道具は「身体を使って思考するための心理的道具（補助器具）」として開発されている．身体の動きは道具（客体）に働きかけるのではなく，自己（主体）に働きかける問いとなっている．つまり，思考に対して働きかける手段なのであって，外界に直接働きかける手段ではない．これによって，物体（客体）ではなく，自己という内的な主体に対する「認知（cognition）」が発生する．

　人間の思考と随意運動の発達は，心理的道具の産物である．運動機能回復は身体が物体と関係を結ぶのではなく，物体の概念と意図的な関係を結ぶことによって生じる．一つの物体に複数の意味を与えることが身体の細分化であり，身体を使って世界に意味を与えるということである．そのために認知運動療法ではさまざまな道具を活用する．しかし，道具自体に使用目的が内蔵されているわけではない．道具の活用形として作成される認知問題に随意運動の空間性・時間性・強度に関わる規則性が内蔵されている．規則性とは，認知問題を通して患者自身が自己の身体を細分化するための基準である．それは空間の方向や距離であったり，物体の形態や材質であったり，重量や摩擦であったりする．その規則性が後の多彩な運動の自由度を遂行する脳の基準値となる．認知運動療法で活用する道具は，患者に運動機能回復に向けた「思考する身体の構築」を求める心理的道具なのである．それによって，患者は運動機能回復に向けての経験を拡張してゆくことができる．

　ペルフェッティとフマガッリ社は，ヴィゴツキーの遺産をもとに，これまで人類が開発することのなかった，まったく新しい心理的道具を誕生させた．そんな奇跡が「認知運動療法器具」には秘められている．

2006年1月
宮本省三
沖田一彦
小池美納